生体計測工学入門

医学博士 　橋本　成広 著
工学博士

コロナ社

序　　文

　本書は，学生向けの入門書として書かれたものである。内容は，著者が大学工学部1年生の計測の講義で取り扱っている事柄が，中心となっている。

　生体工学や人工臓器のことに興味をもった学生から，何から勉強を始めたらよいかという質問を受けることが多い。その際，何でもいいから基礎となる学問を地道に修めてほしいと答えることになる。しかし，基礎のみの学習の単調さに耐えるのは，なかなかたいへんである。応用分野を意識しながら，基礎の学習を進めていくほうが効果的な場合がある。

　本書では，生体計測を入門的に紹介しながら，生体に限らず，一般の計測に共通する基礎的な事柄を学習するという形式をとっている。1章では，計測の全体像を概観する。2章から9章では，生体計測への応用を意識しながら，計測システムの各要素について順番に工学的基礎を学習する。10章から15章では，生体計測を系統別に分類し，実例について学習する。順序を変えても学習できるように，参照箇所を明示した。章末の問題は，各章のポイントを確かめるのに活用してほしい。

　生体の計測といっても，生体を構成する原子・分子レベルの計測から個体の集団レベルの計測まで，客観的な計測から感性のような主観的な計測まで，さまざまな計測がある。本書では，細胞より大きいレベルの客観的な計測を中心に，生体計測を工学的に理解することを目的としている。

　例えば，人工臓器の分野では，生体の一部分を人工物で置き換えて，その機能を代行させる試みがなされている。こうした分野では，生体あるいは各器官が有している機能を工学的に計測できなければ，人工臓器をつくったり制御し

たりすることはできない．逆に，人工臓器を生体と接続する試みを通じて，生体の機能を従来とは異なる側面から計測していくことも可能になる．

　本書は，将来，医療機器を扱う人や生体計測を研究する人のみを対象としているわけではない．生体関連の問題は自分自身を知ることでもあり，だれでも考えやすいものである．本書では，研究成果や解答を与えるという形よりも，問題点を指摘する形をとっている．本書を読むことによって，生体計測を工学的に工夫していくきっかけをつかみ，今後の学習の視野を広げていかれることを期待する．

　なお，読者のなかには，電気，機械，化学，材料，システムなどの工学をはじめとして，医学，看護学などのさまざまな分野を専攻される方がいると思う．本書では，説明をできるだけ基礎的なレベルから始めるようにしたので，自己の専攻分野に関しては，さらに進んで，各専門書を参照されることを希望する．諸兄のご批判を賜れば幸いである．

2000年2月

著　　者

目　　　次

1章　計　測　と　生　体

1.1　計測の構成要素 ……………………………………………………………… 1
1.2　単　位　系 ……………………………………………………………………… 2
　　　1.2.1　Ｓ　Ｉ　単　位 …………………………………………………………… 3
　　　1.2.2　単位の書き方 …………………………………………………………… 5
　　　1.2.3　標準のトレーサビリティー …………………………………………… 6
1.3　生体計測の特徴 ……………………………………………………………… 7
章　末　問　題 ……………………………………………………………………… 9

2章　生　体　の　信　号

2.1　信　号　の　種　類 ………………………………………………………… 10
2.2　信号源への接近 ……………………………………………………………… 15
2.3　生命活動の特徴 ……………………………………………………………… 20
章　末　問　題 ……………………………………………………………………… 21

3章　生体への刺激

3.1　刺　激　の　種　類 ………………………………………………………… 22

3.2 刺激の安定性 …………………………………………………… 24
3.3 生体への影響 …………………………………………………… 28
3.4 計測の環境 ……………………………………………………… 29
章末問題 …………………………………………………………… 32

4章　生体信号の検出

4.1 センサの種類 …………………………………………………… 33
4.2 センサと生体との境界 ………………………………………… 37
4.3 信号に対する応答 ……………………………………………… 42
　　4.3.1 感　　　度 ……………………………………………… 42
　　4.3.2 応 答 時 間 ……………………………………………… 43
章末問題 …………………………………………………………… 45

5章　生体信号の伝達

5.1 信号伝達における損失 ………………………………………… 47
　　5.1.1 Q　　　値 ……………………………………………… 47
　　5.1.2 プ ロ ー ブ ……………………………………………… 48
　　5.1.3 表 皮 効 果 ……………………………………………… 50
　　5.1.4 4 端 子 法 ……………………………………………… 50
5.2 信号伝達における制御 ………………………………………… 51
5.3 信号の転送 ……………………………………………………… 54
章末問題 …………………………………………………………… 56

6章　生体信号の定量

6.1 信号定量法の種類 ……………………………………………… 57

6.2 偏　位　法 …………………………………………………………… 59
　　6.2.1 電気信号計器の動作原理 ………………………………… 59
　　6.2.2 電圧・電流計の内部抵抗 ………………………………… 63
6.3 差　動　法 …………………………………………………………… 65
　　6.3.1 直流ブリッジ ……………………………………………… 65
　　6.3.2 交流ブリッジ ……………………………………………… 68
　　6.3.3 電位差計 …………………………………………………… 69
章末問題 ……………………………………………………………………… 70

7章　生体信号の調整

7.1 信号調整の種類 ……………………………………………………… 72
　　7.1.1 雑音の除去 ………………………………………………… 73
　　7.1.2 整　　　流 ………………………………………………… 74
　　7.1.3 フィルタ処理 ……………………………………………… 75
7.2 測定範囲の拡大 ……………………………………………………… 76
　　7.2.1 分　流　器 ………………………………………………… 76
　　7.2.2 倍　率　器 ………………………………………………… 77
　　7.2.3 測定条件変化分の補正 …………………………………… 77
7.3 信号の拡大 …………………………………………………………… 78
　　7.3.1 信号の増幅 ………………………………………………… 78
　　7.3.2 デ シ ベ ル ………………………………………………… 84
　　7.3.3 部分拡大法 ………………………………………………… 85
　　7.3.4 信号の組合せ ……………………………………………… 87
　　7.3.5 力　　　率 ………………………………………………… 88
章末問題 ……………………………………………………………………… 92

8章　生体信号の保存

8.1　アナログ量とディジタル量 ………………………………………… *93*
8.2　情　報　量 ……………………………………………………………… *95*
8.3　情報の整理 ……………………………………………………………… *96*
章　末　問　題 ……………………………………………………………… *100*

9章　生体信号の表示

9.1　誤差と平均値 …………………………………………………………… *101*
　　9.1.1　誤差の伝ぱ ……………………………………………………… *102*
　　9.1.2　有　効　数　字 ………………………………………………… *103*
　　9.1.3　計器の等級 ……………………………………………………… *104*
　　9.1.4　平　均　値 ……………………………………………………… *105*
9.2　多現象表示 ……………………………………………………………… *108*
9.3　表示の認識 ……………………………………………………………… *112*
　　9.3.1　表　示　法 ……………………………………………………… *112*
　　9.3.2　報　告　書 ……………………………………………………… *114*
章　末　問　題 ……………………………………………………………… *116*

10章　生体における形態の計測

10.1　座　標　系 …………………………………………………………… *117*
10.2　表　面　形　態 ……………………………………………………… *121*
10.3　深　部　形　態 ……………………………………………………… *123*
　　10.3.1　内　視　鏡 …………………………………………………… *123*
　　10.3.2　超　音　波 …………………………………………………… *124*

| 10.3.3 X 線 ……………………………………………………… *128*
章 末 問 題 ………………………………………………………………… *129*

11章　生体における物性の計測

11.1 密 度・濃 度 ……………………………………………………… *130*
11.2 変 形 性・摩 擦 …………………………………………………… *135*
11.3 破 壊 強 度 ………………………………………………………… *141*
章 末 問 題 ………………………………………………………………… *144*

12章　生体における音，流れの計測

12.1 音　　　　波 ……………………………………………………… *145*
12.2 流　体　圧 ………………………………………………………… *147*
12.3 流 速・流 量 ……………………………………………………… *148*
章 末 問 題 ………………………………………………………………… *152*

13章　生体における電気，磁気の計測

13.1 導　電　性 ………………………………………………………… *153*
13.2 電　気　信　号 …………………………………………………… *155*
13.3 磁　気　信　号 …………………………………………………… *159*
章 末 問 題 ………………………………………………………………… *160*

14章　生体反応の計測

14.1 生体反応の特徴 …………………………………………………… *162*
14.2 生体感覚の計測 …………………………………………………… *164*

14.3 生体の変化の計測 …………………………………………………………… 168
  14.3.1 物性変化 ………………………………………………………… 168
  14.3.2 時間経過に伴う反応 ……………………………………………… 171
  14.3.3 生命の計測 ………………………………………………………… 172
14.4 生体を利用した計測 ………………………………………………………… 173
章末問題 …………………………………………………………………………… 174

15章　人工臓器の計測

15.1 人工臓器の種類 …………………………………………………………… 175
15.2 人工臓器と生体との関係 ………………………………………………… 175
15.3 人工臓器の制御と計測 …………………………………………………… 178
章末問題 …………………………………………………………………………… 180

問題解答例 ………………………………………………………………………… 181
索　　引 …………………………………………………………………………… 190

1 計測と生体

本章では，計測を構成する要素，および生体計測の特徴について考察する。また，計測の基礎となる単位系について学ぶ。

1.1 計測の構成要素

計測（measurement）の目的は，対象の状態を量的（大きさを表す数値）に把握し，その結果を表示したり，意思決定に利用したりすることにある。すなわち，計測では，状態を量的に把握する方法，結果を観測者が認識しやすい形に表示する方法を工夫することになる。計測の構成要素は，**図1.1**のようになる。

記号化された**情報**（information）のことを，**信号**（signal）と呼ぶ。計測の対象物からは，環境に応じて，周囲に向かって，さまざまな信号が発信されている。その信号を**センサ**（sensor）によって検出するところから，計測が始まる。

十分な信号が得られないときには，対象物に何らかの働きかけ〔**刺激**（stimulation）〕をする。検出した信号から，必要な信号を選び出す必要もある。その際に，信号の量や形式を**変換**（transformation）することになる。すなわち，信号の強さを増減〔**増幅**（amplification）〕させたり，信号の種類を変えたりするわけである。

信号を量的に表すには，**基準値**（standard value）と比較する。こうして得

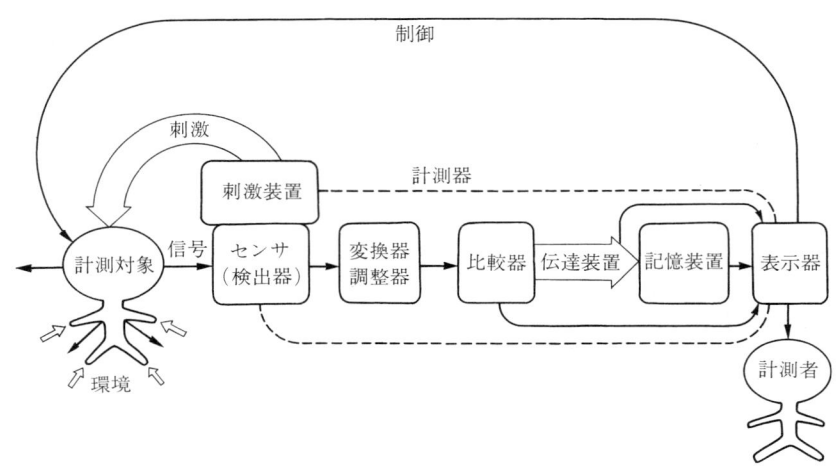

図 1.1　計測の構成要素

られた値は，観測者にわかりやすいように**表示**（display）される。ただちに表示される場合もあるし，遠隔地点へ伝達〔**転送**（translation）〕されたり，**記憶装置**（memory）に保存されてから，表示される場合もある。また，計測値が，状態を**制御**（control）するための信号として，利用されることもある。

　例えば，血圧（ヒト動脈血管内圧）の計測方法について考えてみる。既知の圧力で外部から圧迫して，平衡したときの圧力から血管内圧を求める。圧力という形の力学的な信号は，電気抵抗素子の変形を通じて，電気信号に変換される。変換された電気信号のうちで，圧力の時間周期的変動の最大値と最小値を記憶装置に保存し，mmHg の単位の数値に直して，「最高血圧」と「最低血圧」として表示する。これらの方法の詳細については，12.2 節で学ぶ。

1.2　単　位　系

　計測できるものは，基準値と比較できるもの，または，物理量の変化（時間に対して定常状態と比較していることになる）である（6 章参照）。したがって，計測では，その基準となる**単位**（unit）が，重要な役割を担う。単位の利

用によって，同種類の信号の量を比較したり，信号の間の関係を表現したりすることができる．

1.2.1 SI 単位

現在では，**SI**（Système International d'Unités）と呼ばれる単位系が，国際的に採用されている．

SIでは，時間（s），長さ（m），質量（kg），電流（A）の4個の基本量に温度（K），物質量（mol），光度（cd）を加えた合計7個を**基本単位**（**表 1.1**）とし，平面角（rad），立体角（sr）の2個を**補助単位**（**表 1.2**）としている．

表 1.1 SI 基本単位

単位名	記号（呼び名）	定義
時 間	s（秒）	^{133}Cs 原子の基底状態の二つの準位の間の遷移に対応する放射の周期から定義
長 さ	m（メートル）	「真空中での光の速度」と，上で定義された「時間」との積．光が真空中で $1/299\,792\,458$ s の間に進む距離
質 量	kg（キログラム）	国際キログラム原器
電 流	A（アンペア）	真空中に1mの間隔で平行に置かれた1m当りに 2×10^{-7} N の力を及ぼし合うような2本の直線状導体のそれぞれを流れる電流
温 度	K（ケルビン）	水の三重点*の熱力学温度の $1/273.16$
物質量	mol（モル）	0.012 kg の質量の ^{12}C（質量数12の炭素）に含まれる原子の数
光 度	cd（カンデラ）	5.40×10^{14} Hz の周波数の単色放射の光源の立体角1sr当り $1/683$ W の放射強度（単位時間当りのエネルギー）

* 固体，液体，気体の境界点（図 3.5 参照）．

表 1.2 補助単位

単位名	記号（呼び名）	定義
平面角	rad（ラジアン）	2π で全周（半径1の円の円周）
立体角	sr（ステラジアン）	4π で全周（半径1の球の表面積）

物理学の法則に基づいて，基本単位の乗除で表される単位を，**組立単位**と呼ぶ．組立単位のなかには，**表 1.3** に示すように，固有の名称が定められているものがある．周波数の Hz，放射能の Bq は，s^{-1} の代用として認められている

表 1.3　組立単位

単位名	記号（呼び名）	他のSI単位による表し方	SI基本単位の乗数で表した場合	定義
周波数	Hz（ヘルツ）		s^{-1}	1s当り1回の繰返し数。
力	N（ニュートン）		$m \cdot kg \cdot s^{-2}$	1kgの質量に1$m \cdot s^{-2}$の加速度を生じる力。
圧力・応力	Pa（パスカル）	$N \cdot m^{-2}$	$m^{-1} \cdot kg \cdot s^{-2}$	1m^2当り1Nの力が働くときの単位面積当りの力。
仕事・エネルギー	J（ジュール）	$N \cdot m$	$m^2 \cdot kg \cdot s^{-2}$	1Nで1m移動させるのに要する仕事，またはその能力をもつエネルギー。
仕事率・電力	W（ワット）	$J \cdot s^{-1}$	$m^2 \cdot kg \cdot s^{-3}$	1s当り1Jの仕事をする仕事率。
電気量・電荷	C（クーロン）		$s \cdot A$	1Aの電流が1s間に運ぶ電気量。
電圧・電位	V（ボルト）	$W \cdot A^{-1}$, $J \cdot C^{-1}$	$m^2 \cdot kg \cdot s^{-3} \cdot A^{-1}$	1Cの電荷を移動させるのに1Jの仕事を要する電位。
静電容量	F（ファラド）	$C \cdot V^{-1}$	$m^{-2} \cdot kg^{-1} \cdot s^4 \cdot A^2$	電圧1V当り1Cの電荷を蓄えられる静電容量。
電気抵抗	Ω（オーム）	$V \cdot A^{-1}$	$m^2 \cdot kg \cdot s^{-3} \cdot A^{-2}$	電流1A当り1Vの電圧降下を生じる電気抵抗。
コンダクタンス	S（ジーメンス）	$A \cdot V^{-1}$	$m^{-2} \cdot kg^{-1} \cdot s^3 \cdot A^2$	電圧1V当り1Aの電流が流れるコンダクタンス。
磁束	Wb（ウェーバ）	$V \cdot s$, $N \cdot m \cdot A^{-1}$	$m^2 \cdot kg \cdot s^{-2} \cdot A^{-1}$	磁界1$A \cdot m^{-1}$当り1Nの力を生じるような強さの磁極から出入りする磁束。
磁束密度	T（テスラ）	$Wb \cdot m^{-2}$	$kg \cdot s^{-2} \cdot A^{-1}$	1m^2当りの磁束が1Wbの磁束密度。
インダクタンス	H（ヘンリー）	$Wb \cdot A^{-1}$, $V \cdot s \cdot A^{-1}$	$m^2 \cdot kg \cdot s^{-2} \cdot A^{-2}$	電流変化1$A \cdot s^{-1}$当り1Vの起電力が誘導されるインダクタンス。
光束	lm（ルーメン）		$cd \cdot sr$	1cdの点光源から1srの立体角に放射される光束。
照度	lx（ルクス）	$lm \cdot m^{-2}$	$m^{-2} \cdot cd \cdot sr$	面積1m^2当り1lmで照らしたときの照度。
放射能	Bq（ベクレル）		s^{-1}	1s当り1個の原子崩壊を起こす放射能。
吸収線量	Gy（グレイ）	$J \cdot kg^{-1}$	$m^2 \cdot s^{-2}$	物質1kg当りに1Jのエネルギーを与える吸収線量。
線量当量	Sv（シーベルト）	$J \cdot kg^{-1}$	$m^2 \cdot s^{-2}$	吸収線量に線質係数を乗じて人体への影響を表すようにした線量当量。

表記法である。また，熱力学温度（K）から 273.15 を減ずるとセルシウス度（℃）となる。

これらの単位の表記には，英語およびギリシャ語のアルファベット（**表1.4**）を用いる。単位の表記には，基本的に小文字を用いる。Kgと書いてはいけない。kgと書く。ただし，人名に由来する単位では，大文字を用いる。

表1.4 ギリシャ語のアルファベット〔大文字・小文字（読み方）〕

A	α（アルファ）	B	β（ベータ）*1	Γ	γ（ガンマ）	Δ	δ（デルタ）
E	ε（エプシロン）	Z	ζ（ジータ）	H	η（イータ）	Θ	θ（スィータ）
I	ι（イオタ）	K	κ（カッパ）	Λ	λ（ラムダ）	M	μ（ミー）
N	ν（ニー；ヌー）	Ξ	ξ（クシィ）	O	o（オミクロン）	Π	π（ピー）*2
P	ρ（ロー）	Σ	σ（シグマ）	T	τ（タフ）	Υ	υ（ウプシロン）
Φ	ϕ（フィー）	X	χ（ヒー）	Ψ	ψ（プシー）	Ω	ω（オメガ）

*1 文字としては英語のBに対応するが，音声のうえではVに近い。
*2 円周率などでパイとしておなじみ。

1.2.2 単位の書き方

SI単位を用いて意思の疎通を円滑にするためには，共通の取り決めに基づいて，単位を表記する必要がある。

数値と単位記号との間は，半角スペース空ける。また，単位相互の間は，必要に応じて半角スペース空けるか「・」を入れる。例えば，抵抗率（4.1節参照）では$2\,\Omega\,{\rm m}$，気体定数では$8.3\,{\rm J\cdot mol^{-1}\cdot K^{-1}}$などと書く。10の整数乗倍については，**表1.5**に示す接頭語を単位記号の前に付ける。$3\times 10^3\,{\rm m}=3\,{\rm km}$という具合である。

表1.5 10の整数乗倍

記号	読み方	10の整数乗倍	記号	読み方	10の整数乗倍	記号	読み方	10の整数乗倍
Y	ヨタ	$\times 10^{24}$	k	キロ	$\times 10^{3}$	n	ナノ	$\times 10^{-9}$
Z	ゼタ	$\times 10^{21}$	h	ヘクト	$\times 10^{2}$	p	ピコ	$\times 10^{-12}$
E	エクサ	$\times 10^{18}$	da	デカ	$\times 10$	f	フェムト	$\times 10^{-15}$
P	ペタ	$\times 10^{15}$	d	デシ	$\times 10^{-1}$	a	アト	$\times 10^{-18}$
T	テラ	$\times 10^{12}$	c	センチ	$\times 10^{-2}$	z	ゼプト	$\times 10^{-21}$
G	ギガ	$\times 10^{9}$	m	ミリ	$\times 10^{-3}$	y	ヨクト	$\times 10^{-24}$
M	メガ	$\times 10^{6}$	μ	マイクロ	$\times 10^{-6}$			

接頭語を合成して用いてはいけない。$4\times 10^{-9}\,{\rm m}$を，$4\times 10^{-6}\times 10^{-3}\,{\rm m}$と考えて，$4\,\mu{\rm mm}$と書いてはいけない。$4\,{\rm nm}$と書く。二重の割り算を伴う表記

を用いないこと。例えば，加速度の単位において，m/s/sと書かずに，m s^{-2}，m/s^{2}などと表記する。接頭語のm（ミリ）と長さの単位のm（メートル）との区別に気を付ける。

生体関連では，SI単位に統一されていない慣用表現が残っている。溶液の濃度において，％とg/dlを混同する例もみられる。この例では，生理液体の密度が1.0 g/cm^{3}に近いことから，1 dlを100 gと同一視して，その**次元**†（dimension）が異なることを無視している。

電気抵抗のΩと逆数の関係にあるのが，コンダクタンスのS（大文字）である。秒のs（小文字）と区別して，表記すること。数値だけでは，測定量を正確に伝えられないことに注意しよう。適切な単位を付けることによって，はじめて測定量を規定できる。

1.2.3　標準のトレーサビリティー

これらの単位の基準は，定義にさかのぼって，検定，維持されるのが理想である。しかし，いちいち定義に忠実に作業するのは，面倒である。また，原器のように，基準量を物体の形式で保存している場合には，日常の検定に用いないで外界と隔離していたほうが，精度を保ちやすい。このような場合には，精密に検定した基準量から写し取った標準量を用意することにすれば，便利である。

このように，基準量を写し取って標準として利用できるようにすることを，標準の**トレーサビリティー**（traceability）と呼ぶ（**図1.2**）。写し取ったものから，さらに写し取ることを繰り返すと，徐々に精度が失われていく。高い精度が必要なときには，写し取った回数が少ない標準を用いる。このようにして，単位量の伝達，検定の経路が形成されている。

単位の統一や精密化は，計測および周辺学問の進歩の歴史でもある。単位の名称のなかに人名に由来するものが多いことも，こうした歴史による。例え

---

† 物理量の乗除の組合せ。例えば，「面積」は「長さ」の2乗，「加速度」は「長さ」を「時間」の2乗で除した次元をもつ。基本単位の乗除で表して同一になるとき，次元が等しいという。

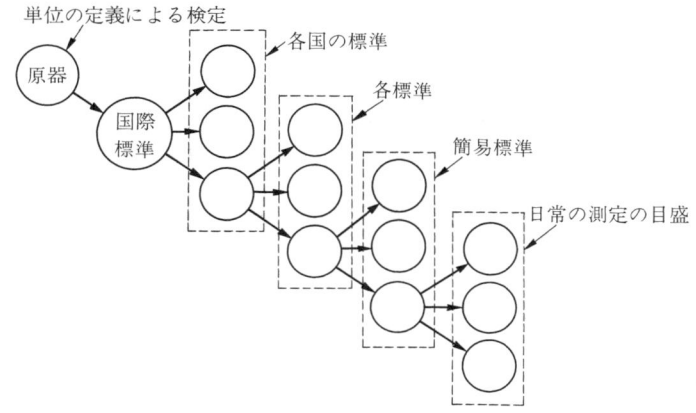

図 1.2　標準のトレーサビリティー

ば，長さの単位として，SI 単位では m（メートル）が採用されているが，それ以前には，ヒトに身近なものが採用された．手足の長さや歩幅などが，その例である．その後，地球の子午線の長さ，さらに原子のスペクトル線の波長などが，基準として用いられた．また，時間の単位の基準には，地球の自転が用いられた．

SI 単位では，基準量を直接に定めた単位以外に，基準を間接的に定めた単位もある．例えば，長さの基準量は，「真空中の光速」および「時間」の基準量から，間接的に算出される量として定義されている．すなわち，速度と時間との積で長さを算出する．これは，「光の速度」や「時間」の基準量の測定精度がよいためである．

他方，質量の基準量は，国際キログラム原器によっている（表 1.1 参照）．他の基準量から間接的に定義するよりも，有効数字（9.1.2 項参照）を多くの「けた」でとれるためである．

1.3　生体計測の特徴

瞬時に単一の測定で計測が完結するわけではない．一般に，計測結果に対し

ては，再現性が要求される。その保証のために，十分な信号量，すなわち計測時間および試料体積（計測空間）が必要である。

　生体計測では，同一の計測条件を再現しにくい。生体は，成長，増殖を繰り返し，時間とともに変化しつづけている。形状や性質における**個体**（individual）ごとの「ばらつき」（**個体差**）も大きい。ゆえに，生体計測は，時間的にも空間的にも再現性に乏しい。このため，平均値や変化率を求める工夫がなされる（9.1.4項参照）。

　もっとも，各個体の **DNA**（デオキシリボ核酸，deoxyribonucleic acid）分子における原子配列のレベルでは，「ばらつき」がない。したがって，再現性のよい測定法として，研究が進められている。しかし，本書で対象とするような細胞以上のレベルにおいては，「ばらつき」から逃れられない。

　他方，見方を変えると，生体では工業製品と違って，個別的重要性が大きい。個々のデータが，特定の個体，時刻の生体の状態（疾患など）を表しているからである。したがって，平均値の計測よりも，ばらつきの計測が主体になることがある（図 1.3）。

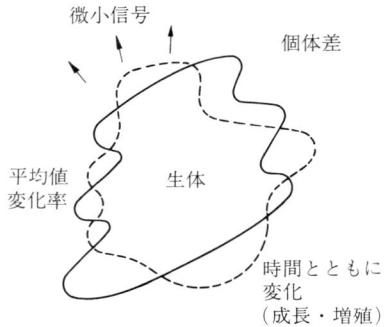

図 1.3　生体計測の特徴

　生体計測の目的は，「生体の状態，およびその変化を把握すること」である。その内容は，「特定の個体について，その平均的状態と比較すること。特定の観点において，他の個体と比較すること。生体内部での情報のやりとりを把握すること」などである。

これらは，生命活動が維持された状態での測定によって達成される。したがって，生命活動を妨げるような刺激を与えることはできない（2.2節および3章参照）。測定に用いるエネルギーは小さく，微小信号を対象とする計測となるので，信号を増幅しなければならないことが多い（7.3.1項参照）。微小信号を生かすには，信号のエネルギーが無駄に使われない工夫が必要である（5.1節参照）。

　狭義の生体計測としては，**生体計測法**（somatometry）が知られている。これは，体表から個体の各部分の大きさを測定するものである。本書では，臓器，器官を中心として，細胞レベルから個体レベルまでの計測を対象とする。

　また，「いかにして，信号を計測者に伝わりやすい形にするか」も問題となる。ここでは，計測者としての生体の特性を把握する必要が生じる。このような観点でヒトを研究する分野は，「人間工学」に含まれる。最終段階においては，得られた信号を計測者が認識して，はじめて計測が完結したことになる。この認識についての研究もまた，生体に関する研究分野を構成している。感性の計測のように，心理学などの分野と関係してくるものもある。

章　末　問　題

問 1.1　N/C（電界の単位）をSI基本単位（m, kg, s, A）の乗数で表せ。

問 1.2　「体循環抵抗」は，「動脈と静脈との血圧差」を「血液流量」で除して得られる。この体循環抵抗をSI基本単位（m, kg, s, A）の乗数で表せ。

2 生体の信号

本章では、計測の出発点であるところの、測定対象物から発生している信号の種類について学ぶ。また、信号を受け取るときの測定対象物とのかかわり合いや、生体からの信号の発生について考察する。

2.1 信号の種類

物体は、周囲に向かってさまざまな働きかけを行ったり、情報を発信したりしている。その情報のなかには、電気、磁気、熱、力などの物理的情報や、分子などの化学的情報が含まれている。

情報は、信号という形で計測の対象となる。実際に信号として伝達されるのは、物理量の変化であることが多い。例えば、空気の圧力の変化は、音という信号として伝わる。

信号を周期的信号と非周期的信号に分けて考える（**図2.1**）。周期的信号では、一定の間隔ごとに同じ信号が繰り返される。他方、非周期的信号では、一定の繰返し間隔がみられない。周期的信号であれば、最低限、一周期以上のデータを取り込めば、信号の性質を判断できる。したがって、**周期**（period）を知れば、最低限の計測時間がわかり、測定しやすい。

これに対して、非周期的信号では、計測時間を決定しにくい。計測開始〔**トリガー**（trigger）〕時刻の決定においても、工夫が必要である（図8.3参照）。非周期的信号のうちで、信号の発生している時間の短いものを、**インパルス**

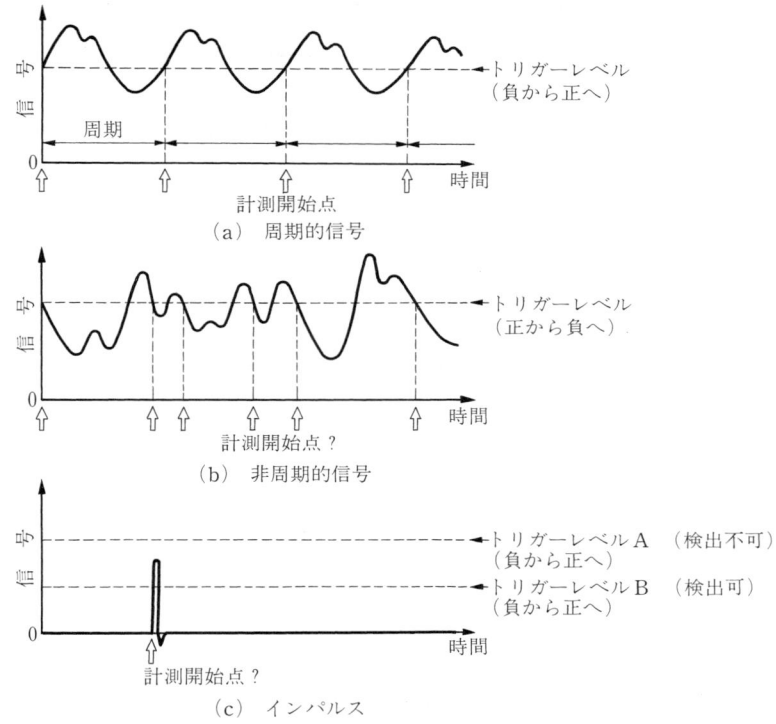

図2.1 信号と周期

(impulse) と呼ぶ。

信号の時間変化の様子によって，**直流**（direct current），**交流**（alternating current），**脈流**（pulsating current）に分類する（図2.2）。

時間の一周期を，円運動の一周に対応させることができる（図2.3）。このとき，時間の一周期は，中心角の2π〔rad〕または360°に対応する。この中心角のことを，**位相**（phase）と呼ぶ。

周期的信号の一例である**正弦波**（sine wave）では，**周波数**（frequency）（または周期），**振幅**（amplitude），**平均値**（mean value）によって，信号の波形が決まる。さらに，位相によって，ある瞬間の信号の状態が決まる。周波数，振幅，平均値が同じでも，相互にタイミングがずれている場合には，位相

12   2. 生 体 の 信 号

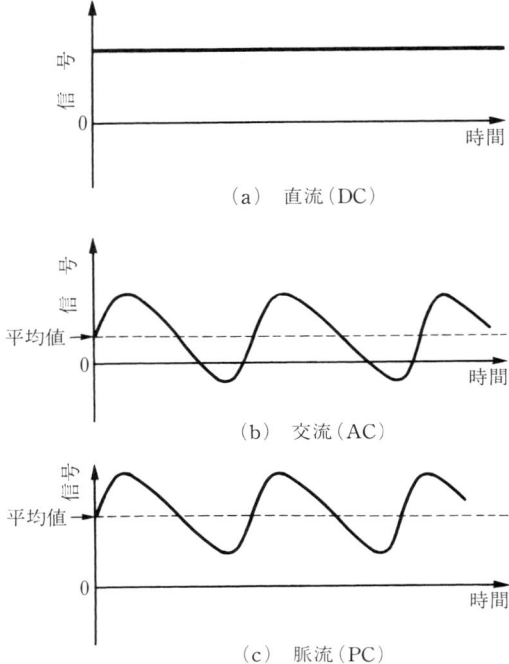

交流では符号（信号の伝達方向などの向き）が逆転するのが特徴。脈流では符号は反転しない

図 2.2　信号の時間変化

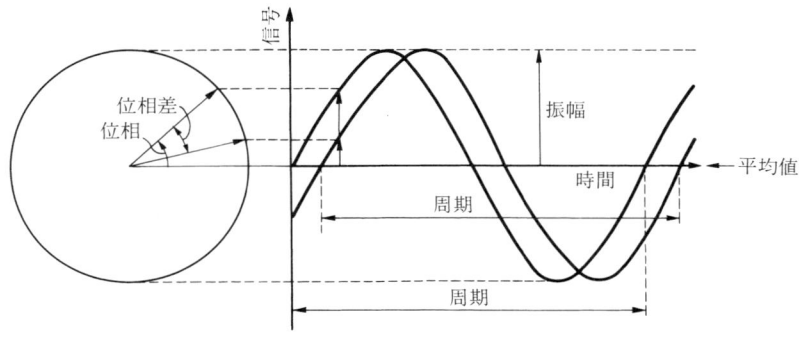

図 2.3　正弦波と位相

差がある。

　電気抵抗においては，電流の2乗に比例して，熱エネルギーを発生する〔式 (2.8) 参照〕。したがって，式 (2.1) を用いて，瞬時電流値 i の2乗平均値を求めておくと，直流の電流値との対応づけができる。

$$I = \sqrt{\frac{1}{T}\int_0^T i^2 dt} \tag{2.1}$$

　瞬時値の2乗平均値の平方根 I を**実効値**（effective value, root-mean-square value）と呼ぶ。周期が T，振幅が I_m，平均値がゼロの正弦波電流〔式 (2.2)〕の場合を考えよう。

$$i = I_m \sin\left(\frac{2\pi t}{T}\right) \tag{2.2}$$

　式 (2.1) に式 (2.2) を代入して，実効値 I を算出すると，式 (2.3) を得る。

$$\begin{aligned}
I &= \sqrt{\frac{1}{T}\int_0^T \left\{I_m \sin\left(\frac{2\pi t}{T}\right)\right\}^2 dt}^{\dagger} \\
&= I_m \sqrt{\frac{1}{T}\int_0^T \frac{1}{2}\left\{1 - \cos\left(\frac{4\pi t}{T}\right)\right\}dt} \\
&= I_m \sqrt{\frac{1}{2T}\left\{\int_0^T dt - \int_0^T \cos\left(\frac{4\pi t}{T}\right)dt\right\}}
\end{aligned}$$

$$I = I_m \sqrt{\frac{1}{2}} \tag{2.3}$$

　周波数が同一で，平均値がゼロの正弦波交流では，実効値と位相が決まれば，その瞬間の電流値が決まる。このことから，交流の電流や電圧を，長さを実効値，方向を位相に対応させたベクトルで表すと便利である。

　正弦波以外の波形を，複数の正弦波の合成波（**図 2.4**）として，**フーリエ級数**（Fourier series）〔式 (2.4)〕によって表現する方法がある。

$$A_0 + \sum_{n=1}^{\infty}\{A_n \sin(2\pi fnt + \phi_n)\} \tag{2.4}$$

---

† $\sin(\alpha \pm \beta) = \sin\alpha\cos\beta \pm \cos\alpha\sin\beta$
　$\cos(\alpha \pm \beta) = \cos\alpha\cos\beta \mp \sin\alpha\sin\beta$
　$\cos(2\alpha) = (\cos\alpha)^2 - (\sin\alpha)^2 = 1 - 2(\sin\alpha)^2$

14　　2. 生 体 の 信 号

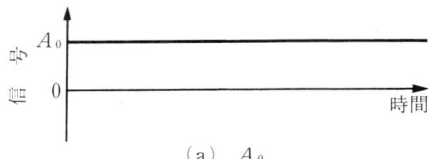

(a)　A_0

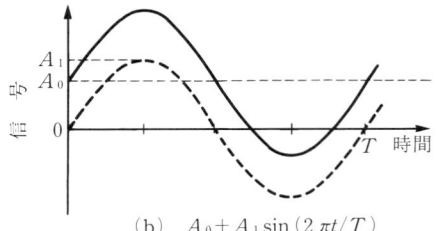

(b)　$A_0 + A_1 \sin(2\pi t/T)$

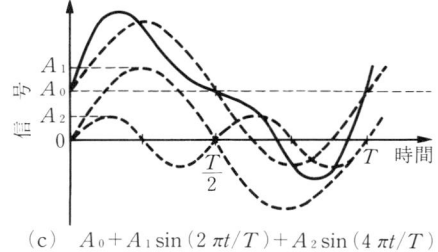

(c)　$A_0 + A_1 \sin(2\pi t/T) + A_2 \sin(4\pi t/T)$

図 2.4　フーリエ級数。基本周波数 f の整数 n 倍の周波数（基本周期 T の $1/n$ 倍）の正弦波の合成

　A_0 を**直流成分**，$n=1$ の項を**基本波**（fundamental harmonic），$n>1$ を**高調波**（higher harmonics）と呼ぶ。

　空間伝ぱ速度を周波数で除したものを**波長**（wavelength）と呼ぶ。超音波よりも光（可視光）のほうが，波長が短い（10.3 節参照）。

　波長が短いほど，空間当りの波の数が多くなる（**図 2.5**）。波の数を情報量と対応させると，情報密度が高いことになる。このことを，空間**分解能**（resolution）が高いという。また，周期が短いほど（周波数が大きいほど），時間当りの情報量が多くなる。すなわち，時間分解能が高くなる（8.2 節参照）。

　　　　（波長）×（周波数）＝（伝ぱ速度）　　　　　　　　　　　　(2.5)

　　　　（周期）×（周波数）＝ 1　　　　　　　　　　　　　　　　　(2.6)

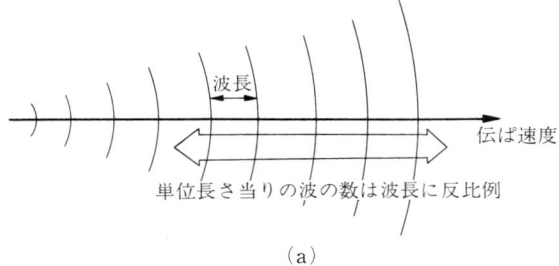

(a)

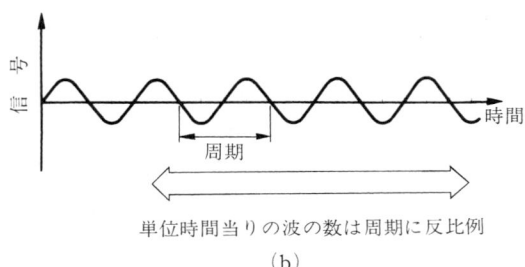

(b)

図 2.5　空間分解能と時間分解能，波数

2.2　信号源への接近

　測定においては，対象物に目的外の状態変化を起こさせないように注意する（3章参照）。測定対象が生体の場合には，与える影響の度合いを**侵襲**（invasive）の度合いという。**無侵襲**（noninvasive）が望ましいことになる。侵襲を**表 2.1** のように分類できる。

　「信号を拾うという行為自体が，対象物の状態を変化させてしまう」ことに

表 2.1　侵襲の分類とその例

測定対象物への侵襲の分類	例
測定対象物のエネルギーを消費する場合	電流を測定する場合に，電流計に内部抵抗があることによって，電流が減少する
測定対象物にエネルギーを追加する場合	サーミスタ温度計の自己加熱によって，対象物の温度が上昇する
測定対象物を変形させる場合	接触によって，対象物の表面が変形する

注意する必要がある。つまり、信号の遮断、減衰、変調を招く。本来、対象物には存在しなかったのに、計測に伴って人為的に発生したものを、**アーチファクト**（artifact）と呼ぶ。例えば、接触式よりも、非接触式で信号を拾うことによって、接触による対象物への影響を抑えられる。

空間的、時間的に、できるだけ侵襲が少なくなるように工夫する。空間的には、測定範囲を狭める。例えば、**生検**（biopsy）と呼ばれる方法では、**臓器穿刺**（せんし）（organ puncture）によって採取した生体組織の一部から、周囲組織の状況を推測する。時間的には、短時間で計測を済ませる。例えば、熱平衡に達する前に、平衡温度を推定する（4.3.2項参照）。

刺激（3章参照）なしに得られる信号を利用して、計測するのが理想である。刺激を与えることによって、対象物に余分な変化が生じてしまう。エネルギーの取出し、または質量の取出しが少なければ、生体から発生する信号を計測するほうが侵襲が少ない。エネルギーの取出しが多いと、対象物側で余分にエネルギーを発生するような変化も起こりうる。

これに対して、与える刺激のエネルギー量と測定で取り出すエネルギー量とを平衡させて、測定に伴うエネルギーの出入りをゼロにする工夫も有効である。

例えば、閉鎖循環回路における流量（12.3節参照）の測定法として、**図2.6**の図（a）～（c）について考えてみよう。図（c）では、オームの法則より、圧力差を抵抗で除せば流量を算出できることを利用している。

図（a）の方法では、直接的に流量が求められる。流体が源からつぎつぎに供給される場合はよいが、閉鎖循環回路のように流体全体の体積が有限である場合には、循環する流体の体積が減少してしまう。図（b）の方法では、流れのエネルギーの一部が、水車の回転に使われてしまう。図（c）の方法では、循環回路の駆動圧力が一定の場合には、流路に直列に挿入した抵抗によって流量が減少してしまう。

通常の電流の測定においては、回路に直列に電流計を接続することになっている。しかし、電流計を回路に直列に接続しようとすれば、導線を途中で切断

2.2 信号源への接近   17

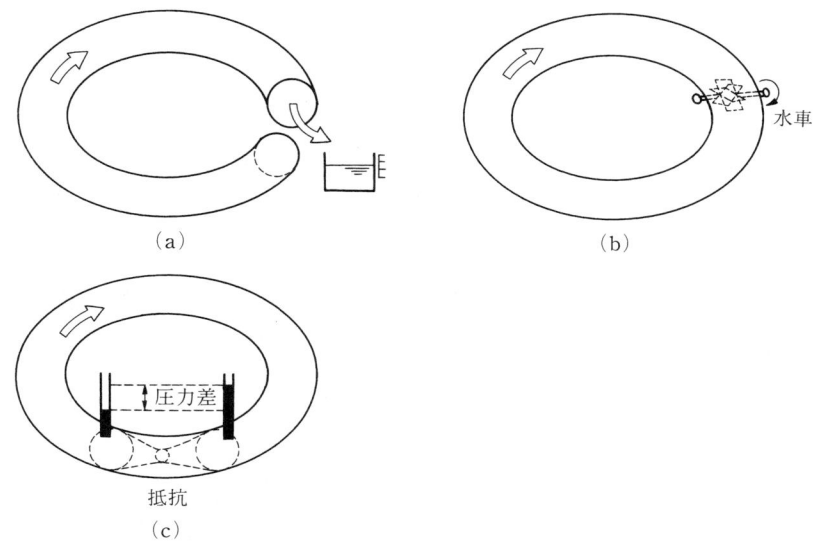

図 2.6 閉鎖循環回路における流量の測定法。(a) 流路を切断して，単位時間に流出する流体の体積を計測する。(b) 流路の途中に直列に挿入した水車の回転速度によって計測する。(c) 流路に直列に挿入した抵抗の両端で測定される圧力の差から算出する。

することになる。

導線を切断せずに電流を測定する方法を**図 2.7** に示す。導線に並列に，電源 E および電流計 A を接続する。導線に，既知の電流 i を，もとの電流 I に上乗せして流す。このときに，上乗せした電流が流れている区間 R の電圧降下 V を測定する。区間 R の電気抵抗を一定とみなすと，上乗せする電流 i と電圧降下 V との組合せ 2 組から，導線に流れ続けているもとの電流 I を算出で

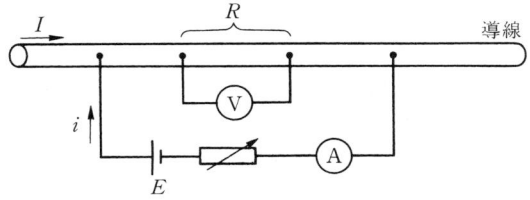

図 2.7 導線を切断せずに電流を測定する方法
（問 2.1 参照）

きる（問 2.1 参照）。

温度を測定する場合にも，温度計が信号を受け取る過程で，対象物の温度が変化してしまうことがある。例えば，水銀温度計では，水銀の温度が対象物の温度と等しくなることによって，温度を測定する。したがって，水銀の温度が測定対象物の温度よりも低ければ，水銀の温度を上昇させるのに必要な熱量（エネルギー）が対象物から奪われることになる。

物体の温度を単位温度だけ上昇させるのに必要な熱量を，**熱容量**（heat capacity）と呼ぶ。熱容量（$J\,K^{-1}$）は，**比熱**（$J\,kg^{-1}\,K^{-1}$）と質量（kg）との積である。

$$（熱容量）＝（比熱）×（質量） \tag{2.7}$$

すなわち，感温部の熱容量の少ない温度計ほど，対象物への影響が少ないことになる。測定感度に関する熱伝導速度と，平衡に達するまでの時間については，4.3 節で学ぶ。

サーミスタ（4.1 節参照）などの抵抗温度計では，電気抵抗を感知することによって，温度を測定することができる。電気抵抗の測定のためには，電流を流す必要がある。抵抗に電流を流すと，電気エネルギーが熱エネルギーに変換される。

$$（エネルギー）＝（電気抵抗）×（電流）^2×（時間） \tag{2.8}$$

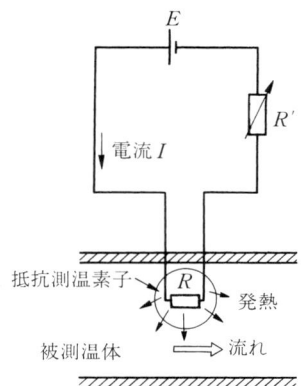

図 2.8　サーミスタの自己加熱，周囲への熱伝達

すなわち，感温部であるところの抵抗測温素子自体が，発熱することになる（図 2.8）。このことを**自己加熱**と呼ぶ。この場合，温度測定に伴って，対象物の温度を上昇させてしまうことになる。

サーミスタは電気抵抗が大きい。したがって，対象物への影響を最小にするために，流す電流を少なく，また電流を流す時間を短くする工夫が必要である。他方，発熱による周囲への熱伝達を利用すれば，流量の測定に応用できる（12.3 節および問 2.2 参照）。

測定対象物のもとの状態を乱さずに温度を測定する工夫の例として，**サーモグラフィー**（thermography）がある。皮膚などの表面から放射される赤外線を，熱電対（5.3 節参照）で検出する。熱電対の電気信号を再び光信号に変換して撮影したり，温度分布として 2 次元画面に表示したりする。感温部を接触させて熱を奪う方法と違って，対象物の温度を乱さない。

計測器を接続すること自体が測定対象物に影響を及ぼすことから，計測器を接続している時間を短くする工夫も有効である。必要な刺激を加えてから計測器を接続したり，測定対象物が測定の目的とする状態になってから計測器を接続する方法などが考えられる。

「侵襲，無侵襲」と類似の分類として，**観血**と**非観血**がある。血液を外界にさらす操作を，観血的操作という。血液を外界にさらさない非観血的操作のほうが，対象への影響が小さい。血液が外界にさらされるということは，菌などの異物が生体内に容易に侵入する経路が与えられていることを意味している。したがって，**滅菌**（sterilization）操作などの配慮が必要となる。非観血的計測のための工夫を，**表 2.2** にあげる。

表 2.2 非観血的計測のための工夫の例

工夫の名称	内　　容
ラジオカプセル（radiotelemetering capsule）	超小形の超短波発信装置を内蔵したカプセルを体内に入れる
浮動カテーテル（floating catheter）	バルーンによって血流に浮遊させて，肺動脈へ進行させる*

* 血圧測定，および熱希釈法（12.3 節参照）による心拍出量測定に利用する。

2.3 生命活動の特徴

2.1節の「信号の種類」において考察したのと同様に,生体もさまざまな信号を発している。位置の変化・流動,濃度の変化,音,熱,物質の移動,電気・電磁波,その他の生体反応などがあげられる(10章以降参照)。

生命活動の特徴としては,摂取(吸収),消化,分泌(分子放出),排出,成長,増殖,運動などがある。また,多細胞生物では細胞間で信号のやりとりをしながら,個体全体の情報制御を行っている。しかも,これらの信号は,時間とともに変化しつづけている。

ヒトの心臓の収縮,拡張のリズムに同期している心電図は,安静時の周波数が1Hz程度である。しかし,不整脈の診断を受けていなくても,安静時でも周波数は一定ではない。すなわち,周期的信号ではない(2.1節参照)。したがって,生体信号の変動状況を計測する工夫がなされる。例えば,長時間にわたって心電図(13.2節参照)を記録しつづけて変動状況を測定するのが,ホルタ心電計である。

全体の運動に上乗せされた特定の動きを測定する例として,心臓壁の微小振動を考えてみよう。安静時でも,呼吸運動とともに,心臓の胸腔内での位置が変動するだけでなく,心臓の時間平均拍出流量も変動する。こうした周期1秒以上の運動のうえに,心臓の**収縮期**(systole)と**拡張期**(diastole)に同期した心臓壁の運動(0.01 m/s程度)がある。さらに,そのうえに,心臓壁のなかを走行する冠血管を流れる血流量の変動,および筋の収縮,弛緩に伴う心臓壁の厚さの変動がある。つまり,壁の厚さが,平均10 mmに対して1〜3 mmだけ時間とともに変動する。

このように生命活動においては,複数の活動が複合している。したがって,生体計測では,複合した信号から目的とする信号を選び出す必要がある。

章 末 問 題

問 2.1 図 2.7 において，$i = 10\,\text{A}$ としたとき，$V = 20\,\text{mV}$ となり，$i = 20\,\text{A}$ としたとき，$V = 21\,\text{mV}$ となった。導体電流 I を求めよ。ただし，導線において，電流と電圧とが比例関係にあるものとする。

問 2.2 $2.0\,\text{k}\Omega$ のサーミスタ抵抗測温素子に，$1.0\,\text{mA}$ の電流を流したときに発生するエネルギーを算出せよ。また，流量 $5.0\,l\,\text{min}^{-1}$ の水流に浸けたときに水流の温度を何度上昇させるか。水の比熱を $4.2\times10^3\,\text{J}\,\text{K}^{-1}\,\text{kg}^{-1}$，水の密度を $1.0\,\text{g}\,\text{cm}^{-3}$ として算出せよ。

3 生体への刺激

2章で，計測すること自体が，対象物を変化させてしまうことを指摘した。本章では，対象物に対して積極的に刺激を与えて測定する方法について学ぶ。計測環境を構成している諸因子についても考察する。

3.1 刺激の種類

ここでいう「**刺激**」(stimulation) は，対象物への働きかけ〔**負荷** (load)，操作〕のことを指す。生体計測のための刺激を，その目的から，**表 3.1** のよう

表 3.1 刺激の目的の分類とその例

	分　　類	例
A	自発的な信号を強めるため，または自発的なもの以外の信号を得るための刺激	・光を当てて，微細な形態を観察（光学顕微鏡） ・たんぱく質の特異反応を利用して，特定の物質やその位置を追跡（免疫蛍光法） ・微小電流を流して，電気抵抗を測定 ・磁場を与えて，イオンの流れを測定（電磁流量計） ・撮影用の物質を注入して，位置を追跡（造影法）
B	測定対象物の状態を変化させるための刺激	・電流を流して，筋収縮の反射を測定 ・光を当てて，目の虹彩の収縮，拡張（瞳孔反射）を計測 ・運動したときの心電図（負荷心電図） ・負荷を与えたときの筋電図（誘発筋電図）

に分類する。

2章で学んだように，対象物は自発的に信号を周囲に向かって発信している。この信号を強めたり，「自発的に発信している信号とは異なる信号」を得るための刺激がAである。このAでは，測定対象物の状態を変化させようとはしていない。他方，刺激によって，測定対象物の状態がどのように変化するかを測定するのが，Bである。状態変化を起こすまでの許容限界〔**閾値**(しきい)(threshold)〕を調べる測定なども含まれる。

Aでは，刺激を極力小さく，必要最小限に抑えるのが望ましい。Bでも，目的以外の変化を対象物に起こさないための工夫が必要となる。

表3.2に刺激の種類とその例をあげる。

表3.2 刺激の種類とその例

刺激の種類	例
力学的刺激	皮膚に圧力を加える。生体に運動負荷を与える。血管の内側の流体の圧力を増減する。音波（超音波）を当てる
熱的刺激	全体あるいは局所を加温または冷却する
電気・磁気的刺激	微小電流を流す。微小電圧を加える。磁界を加える
光刺激	いろいろな波長の光（レーザ光，電磁波）を当てる 光刺激も広い意味での電磁気的刺激に包含される（図10.9参照）
化学的刺激	化学物質を投与する。物質の濃度を変化させる

免疫蛍光法（immunofluorescence technique）など，種々の蛍光法のように標識を付けて追跡する場合は，Aの目的に分類される。顕微鏡においても**蛍光顕微測定法**（microfluorometry）などの形で利用される。特に，免疫蛍光法や免疫染色などの標識法においては，生体物質がもつ特異性[†]を利用している。

負荷心電図（exercise electrocardiogram）では，運動負荷を加えた状態での心臓の機能変化を，心電図によって測定する（13.2節参照）。これはBの目

[†] 生体高分子は，合成高分子と異なる。すなわち，合成高分子では，分子の合成過程は確率的であり，合成後の分子の分子量には，分布がある。他方，生体高分子では，DNAなどの生体に固有の情報を写し取って合成していくので，分子量がそろっている。その立体構造も，きわめて特異的である。この特異性を利用することによって，抗原抗体反応（antigen antibody reaction）に代表されるように，特定の標的に結合する標識が可能になる。

24　　3. 生体への刺激

的に分類される。**誘発筋電図**（evoked electromyogram）では，負荷を与えて変化を測定するので，B の目的に分類される。

　電磁流量計（electromagnetic flowmeter）（12.3 節参照）では，血流と垂直に磁場を加えて血流および磁場と垂直な方向に生じる電圧を検出することによって，血流量を測定する。血液が電解質であり，血流量が電流に対応づけられることを利用している。これは，A の目的に分類される。

　X 線の透過性が異なる性質を利用した**造影剤**（contrast media）も同様の目的で用いられる。**血管造影法**（angiography）では，血管内の特定位置の血液を標識する。標識された血液が拡散していく様子を計測することによって，血流方向や速度を計測することができる。これは，A の目的に分類される。

　2.1 節で信号を周期的信号と非周期的信号に分類した。刺激についても同様に，「繰返し刺激」と「単発的な刺激」とに分類できる。

3.2　刺激の安定性

　計測の定量性，再現性を保証するためには，刺激の定量性，安定性を確保する必要がある。ここでいう安定性とは，空間的および時間的な安定性であり，位置（方向），時間変動，指向性（方向の制御性）などの要素からなる。また，温度など，周囲の計測環境の変化に対しても，安定していることが必要になる。

　安定した標準信号の発生器は，安定した刺激装置として用いられるほか，計測装置の校正にも用いられる（1.2.3 項参照）。また，一般に，信号発生器では，発生する信号を安定させるために，測定で消費される以上のエネルギーを供給する場合がある。したがって，余分なエネルギーが測定対象側に伝わらないように，放熱などの工夫をする必要がある。

　安定した振動数の発生源〔**発振器**（oscillator）〕として，**共振**（resonance）や**固有振動**（natural oscillation）が利用される。楽器の音程を合わせるときに用いる**音叉**（tuning fork）や，時計などに用いられる**水晶発振器**

〔crystal (quartz) oscillator〕などがその例である。

得られた振動数の振幅を大きくするには，増幅器における正帰還（図 7.7 参照）を利用する．すなわち，出力信号を周波数決定回路に通して，選択された周波数の信号を演算増幅器の正相入力端子に**フィードバック** (feedback) して入力する．

LC 発振器では，LC 共振回路を利用する．この回路では，誘導リアクタンス X_L の大きさと容量リアクタンス X_c の大きさとが等しくなったときに，インピーダンスが最小となって，信号の減衰率が小さくなる（4.2 節参照）．すなわち，式 (3.1) を満たす周波数 f の信号が選択されて通りやすくなっている．式 (3.1) で，L はインダクタンス，C は静電容量である．

$2\pi f L = 1/(2\pi f C)$ より

$$(2\pi f)^2 = \frac{1}{LC} \tag{3.1}$$

対象物に安定した温度の測定条件を与えるには，熱容量の大きなものを利用する〔式 (2.7) 参照〕．熱容量が大きいということは，多くのエネルギーの出入りがなければ，温度が変化しないことに対応する．また，融点や沸点においては，潜熱の出入りによって，安定した温度が得られる（図 3.5 参照）．

$$（エネルギー）=（熱容量）\times（温度上昇） \tag{3.2}$$

安定した電圧を発生する装置の例を，以下にあげる．カドミウム**標準電池**は，正極に水銀および硫酸水銀，負極にカドミウム，電解液に硫酸カドミウム飽和溶液を配置したものである．20°Cにおいて，1.018 64 V の起電力を発生する（6.3.3 項参照）．化学反応を利用したものであるので，できるだけ電流を取り出さないようにして，一定の起電力を維持する．

電圧源のテブナン等価回路（6.3.1 項参照）での内部抵抗が大きいほど，負荷抵抗の大きさにかかわらず，安定した電流値を供給できる．このことを「負荷効果」が小さいという．汎用のマンガン乾電池では，1.5〜1.7 V の起電力を発生するが，使用時間とともに内部抵抗が変化するので，負荷に接続して電流を流すときの出力端子間の電圧が安定しない．

電池では，内部抵抗 r が，数 Ω 程度あり，消耗してくると増加する（図 3.1）。電流 i を流さないように零位法（6.3 節参照）で測定すると，内部抵抗に関係なく，起電力 E を測定できる。実際の負荷を接続したときの電池の端子間電圧 V は，内部抵抗 r と負荷抵抗 R との大小関係によって決まる。

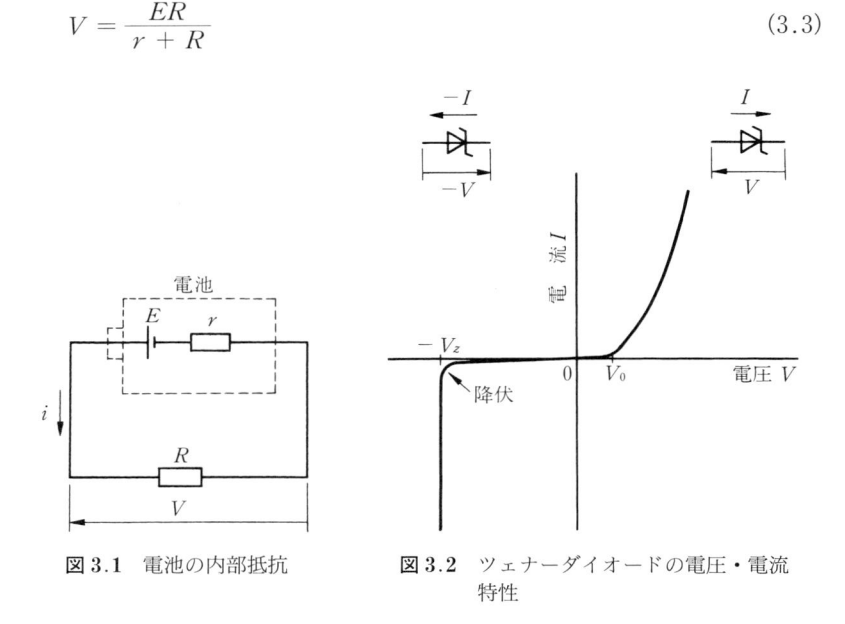

$E = i(r + R)$, $V = iR$ より

$$V = \frac{ER}{r + R} \tag{3.3}$$

図 3.1　電池の内部抵抗

図 3.2　ツェナーダイオードの電圧・電流特性

ツェナーダイオード（Zener diode）では，逆方向に電圧 $-V$ を加えたときに，**降伏**（breakdown）現象によって，電流 I が流れることを利用する。図 3.2 のように，逆方向の電流が多少変動しても，一定の電圧 $-V_z$ が保たれる。すなわち，電流の変化に対して安定している。半導体中の不純物の濃度を適宜増減させて，降伏電圧 V_z の大きさを 10 V 程度にしたものが，定電圧ダイオードとして利用される。

電気回路では，理想的な「**電圧源**」と「**電流源**」をつぎのように仮想する（図 3.3）。電圧源は，流れる電流の大きさに無関係に，一定の電圧を回路に供給する。電流源は，抵抗の大きさに無関係に，一定の電流を回路に供給する。

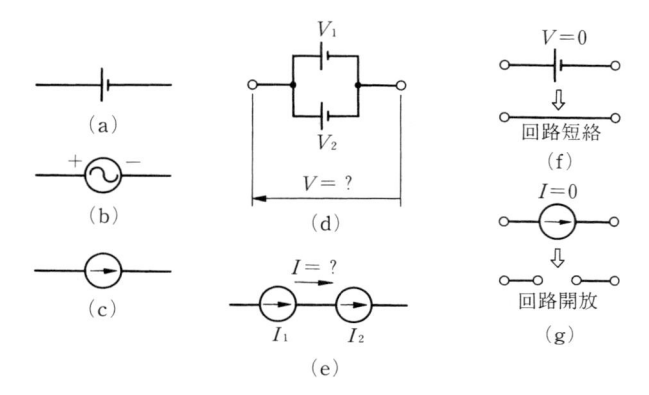

図3.3 （a）直流電圧源 （b）交流電圧源 （c）電流源 （d）たがいに電圧値の異なる電圧源の並列接続はできない。（e）たがいに電流値の異なる電流源の直列接続はできない。（f）電圧値がゼロの電圧源は，回路が短絡されているのと等価。（g）電流値がゼロの電流源は，回路が開放されているのと等価。

したがって，たがいに電圧値の異なる電圧源の並列接続は，できない。たがいに電流値の異なる電流源の直列接続は，できない。電圧値がゼロの電圧源は，回路が短絡されているのと等価である。電流値がゼロの電流源は，回路が開放されているのと等価である。このような，回路側，すなわち，被測定物側の状況に左右されない「電圧源」，「電流源」で刺激できることが理想ということになる。

紫外線顕微鏡（ultraviolet microscope）では，可視光よりも波長が短い紫外線を用いるので，通常の顕微鏡よりも分解能がよい（図2.5参照）。このように，得たい情報の質に合わせて，刺激の質を選ぶ必要がある。

超音波（10.3.2項参照）やレーザは，その直進性を特徴として，計測に利用される。流速の測定では，伝ぱ速度，および運動体からの反射による**ドップラー効果**を利用する（12.3節参照）。

ただし，超音波などの音波，すなわち媒質中を伝わる弾性波は，光波より伝達速度が遅い。水中の弾性波は，25°Cにおいて 1.5×10^3 m s^{-1} である。これは，光速 3.0×10^8 m s^{-1} より 10^5 倍遅い。この時間応答性を，計測に利用する

際に考慮する必要がある。

レーザ（laser）は，light amplification by stimulated emission of radiation の頭文字で形成された名称である。つまり誘導放出（誘導放射）†を利用した，原子系または分子系の電磁波増幅器で増幅された光であり，位相，周波数がそろっているので，その強度を1次元情報として扱いやすい。

生体に対する運動負荷試験などでは，負荷刺激を安定させにくい。階段昇降，ペダル踏みなどを用いて，定量性を確保できるように工夫する。生体（被験者）側の慣れも影響する。

3.3 生体への影響

刺激を受け取る側の特性（力学的，電気的，生物学的特徴）についても考慮する必要がある。例えば，「限界を超えた力や変形」を与えると生体組織が破壊される。また，強すぎる電流を生体に流すと心臓の拍動が停止してしまう。

心筋に 0.1 mA 程度の電流が流れると，拍動が停止する危険がある。体表においても 0.1 A 程度の電流を通じると，心臓の拍動が停止する危険がある。すなわち，対象物（生体計測の場合は生体組織）の強度や安全限界をチェックしておかなければならない。

また，微生物の混入を防ぐためには，**滅菌**する必要がある（2.2節参照）。この場合には，**加圧蒸気滅菌器**（autoclave）を用いて，高温高圧下で器具を蒸気滅菌する。または，蒸気乾熱，焼却，あるいは紫外線や化学薬品を利用して滅菌することになる。

磁気の生体に対する影響，強磁場にさらされた場合の生体内に起こる短期的・長期的反応については，議論が分かれている。

また，疾患における計測では，生体側の負担を極力軽減しなければならない。健康な被験者でなければ耐えられないような計測では困る。

材料の強度（力学的，電気的）や内部構造を計測する場合に，実際に破壊さ

---

† 高いエネルギー状態にある原子に光が当たると，まったく同じ性質の光を放出する。

せたり切断したりして調べる方法に対して，**非破壊計測**と呼ばれる方法がある。すなわち，「材料に微小な変化刺激を与えたときの応答を測定し，その結果からその先を予測する方法。超音波などの界面での反射を利用して，内部の欠陥構造を調べる方法」などである。

また，生体内に人工臓器が埋め込まれている場合には，埋め込まれている装置や人工物〔**バイオマテリアル**（biomaterial）〕の特性を考慮する必要がある。「携帯電話が心臓ペースメーカの受信部に影響を及ぼす」などの議論もこの問題に関連している（15.3節参照）。

光による計測は非接触式（4.2節参照）であり，測定対象物への影響が少ないようにみえる。しかし，例えば，紫外線は原子間結合に作用して化学反応を誘起するので，生体組織の状態を変化させる可能性がある。皮膚癌の発生や老化の原因と関連して研究されている。赤外線は原子振動を誘うので，対象物の温度が変化してしまう。

測定対象物側に履歴が残る場合もある。刺激の間隔や順序を，工夫する必要がある。例えば，嗅覚検査においては，濃度の低いほうから高いほうへかがせる上昇法がよく，下降法はよくない（14.2節参照）。

3.4 計 測 の 環 境

測定対象物の周囲環境を積極的に整えるための刺激（操作）を，その目的によって，**表3.3**のように分類してみる（**図3.4**）。

表3.3 対象物の周囲環境を整えるための刺激とその例

	分　類	例
(A)	周囲を目的に応じて変化させるための刺激	酸素欠乏試験
(B)	周囲の望ましくない変動を弱める（消去する）ための刺激，または周囲条件を一つずつ区別するための刺激	
	(B1)　　外界と遮断（shield）	防音室，無菌室，断熱室，無振動盤，磁気遮へい
	(B2)　　外界と交通	恒温槽，換気，真空

30　　3．生体への刺激

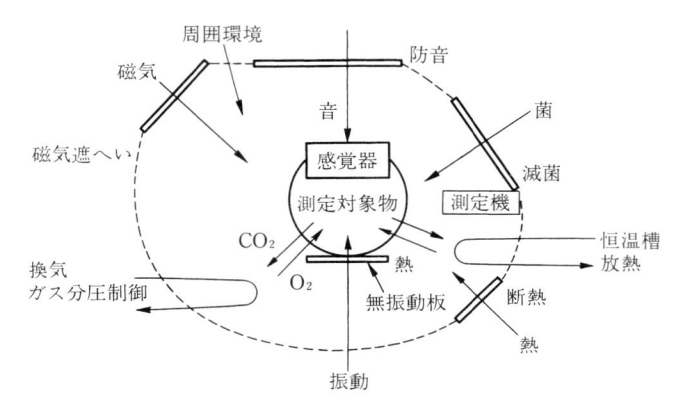

図3.4　計測の環境

　例えば，酸素欠乏試験は（A）の目的に分類され，防音室で目的とする音だけを聴かせる場合は（B1）の目的に分類される。

　測定は瞬時には完了しないから（4.3節参照），周囲環境の安定化を図ることになる。このための対策は，（B）の目的に分類される。恒温槽を用いて温度の安定化を図ったり，周囲気体に5％（体積百分率）のCO_2を包含させて生理液体中のpH（水素イオン濃度）を維持する場合〔**炭酸ガス恒温恒湿槽（CO_2 incubator）**〕などである。

　（B1）では，遮断によって外界から孤立させ，閉鎖系のもとでの計測を実現する。滅菌処理を経た器具を用い（3.3節参照），菌の侵入を防ぐ「**無菌室**」。流れの計測などにおいて，流れに乱れが生じないようにする「**無振動盤**」。地磁気や送電線などからの磁気，および計測機械からの磁気漏れの影響を抑えるための「**磁気遮へい**」などの例がある。

　他方，測定対象物が周囲と物質交換する場合に，閉鎖系では，周囲の温度が上昇してしまうことがある。こうした影響を取り除いて周囲環境を維持する場合が（B2）である。換気，排気，放熱などによって，計測系外部とのエネルギーのやりとりを制御する。外部から計測系を通じてエネルギー供給される場合には，計測機械側が発熱して，周囲環境を変化させてしまうことがある。7.3.1項で学ぶ増幅器の放熱も，その一例である。測定で発生した熱エネルギ

3.4 計測の環境

ーを逃がすためには，冷却する必要がある。

積極的に刺激を与えなくても，対象物は周囲の環境からさまざまな影響を受けている。大気中での計測では，気圧，温度，湿度，重力，電磁界といった影響を考慮する必要がある。例えば，大気圏外で地球の周囲を公転する宇宙船内では，加速度条件によって無重力環境が実現し，低温，無酸素，宇宙放射線などの点において，大気中とは異なる計測環境が出現する。これらは，**宇宙医学**（space medicine）などの研究分野で利用されている。

電子顕微鏡（electron microscope）は，真空中（圧力 10^{-3} Pa 以下）での電子線を利用した測定法である。一方，生体は60％が水で構成されており，生体内の組織は，周囲を水で囲まれた環境にある。電子顕微鏡では，周囲の水が失われて乾燥した環境で，生体組織を観察することになる。もとの環境での形状を保つために，工夫が必要である。原子間力顕微鏡（10.2節参照）などの利用も有効である。

測定環境は，つねに変化している。基準となる環境を標準状態として，測定値を補正することによって，複数の計測結果の比較ができるようにする。または，標準状態（20 °C，1 気圧，重力場）において測定する。

温度の基準においては，沸点よりも融点を用いることが多い。沸点よりも融点のほうが，圧力変化に対して安定しているためである。例えば，熱電対温度計の冷接点（5.3節参照）には氷点（水の融点）を用いる（図3.5）。

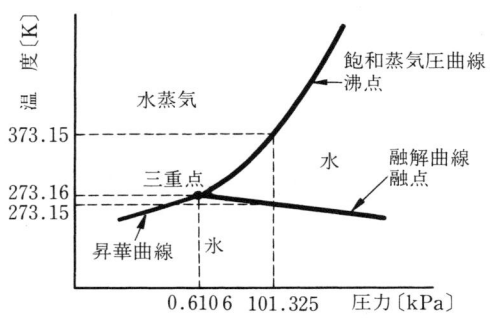

図3.5 水の状態図

計測器自体も,周囲環境の変化に影響される。この影響分を**補償**(compensation)する工夫がなされる。温度による変化分を埋め合わせる「温度補償」などである(7.2.3項参照)。

測定対象物をもとの位置のままで計測できるのか,あるいは別の位置(環境)に移動して計測せざるをえないのかが問題となる。

例えば,心筋の電位変化を「**生体内**(in vivo)」の「**生体位,もとの位置**(in situ)」で計測するのか,または生体の血液循環系などと接続した状態で,生体の外に位置させて「**生体内外接続**(ex vivo)」で計測するのか,あるいは「**生体外**(in vitro)」に取り出してきて計測するのかによって,周囲環境が異なってくることに注意しなければならない。「生体内外接続」の状態をつくり出すには,例えば,「**カテーテル**(catheter)」と呼ばれる生体の内外を連絡するチューブが用いられる。

37℃,二酸化炭素分圧5%,濃度0.9%塩化ナトリウム水溶液中,などの生体内に近い環境条件での測定が工夫される。生体内環境は,電気信号などにとっては,扱いやすい計測条件とはいえない。生体との境界においては,さまざまな課題がある(4.2節参照)。

章 末 問 題

問 3.1 LC発振器で$1.0\,\mathrm{MHz}$の周波数を得たい。$C = 0.10\,\mathrm{nF}$のとき,Lの値を求めよ。

問 3.2 電池の電圧を電位差計(図6.9参照)を用いて,電池に電流を流さない状態で測定したところ$1.3\,\mathrm{V}$であった。また,内部抵抗$0.60\,\mathrm{k\Omega}$の電圧計で測定したところ$1.2\,\mathrm{V}$であった。電池の内部抵抗を算出せよ。

問 3.3 標準電圧を発生する方法について述べよ。

4 生体信号の検出

2章で生体(計測対象)から発生している信号について,3章で生体に対して積極的に刺激を与えて信号を発生させる方法について学んだ。本章では,信号を計測器に取り込むところについて考察する。

4.1 センサの種類

対象物からの情報を信号として検出する装置を**センサ**(sensor)と呼ぶ。通常,信号を計測に都合のよい形に変換して,計測器側へと取り込む。この変換機能に注目する場合には,**トランスデューサ**(transducer)と呼ぶ。取り込んだ後の信号処理の容易さから,電気信号に変換する場合が多い。変換前の信号の種類によって,**表 4.1** のように分類できる。

表 4.1 信号変換の種類とその例

信号変換の種類	例
幾何学信号から電気信号への変換	ポテンショメータ,容量変換器
力学信号から電気信号への変換	ひずみセンサ
温度信号から電気信号への変換	白金抵抗測温素子,サーミスタ
光信号から電気信号への変換	ホトダイオード
化学信号(分子存在および濃度)から電気信号への変換	バイオセンサ

幾何学信号から電気信号への変換の例としては,ポテンショメータや容量変換器などがある。

ポテンショメータ(potentiometer)は,位置を電気抵抗に変換する(図

34   4. 生体信号の検出

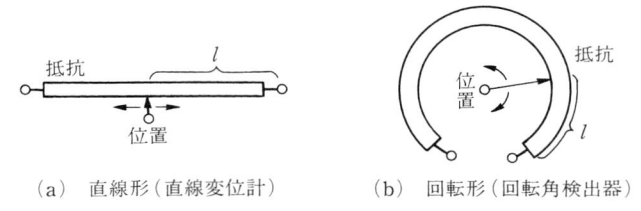

(a) 直線形（直線変位計）　　（b） 回転形（回転角検出器）

図 4.1　ポテンショメータ

4.1)。金属などの導体線の電気抵抗 R は，線の長さ l に比例し，断面積 A に反比例する。

$$R = \frac{\rho l}{A} \tag{4.1}$$

式 (4.1) で ρ を**抵抗率**と呼び，一定温度のもとでは，線の材質ごとに一定の値をとる。0 °Cにおいて，銅で 1.5×10^{-8} Ω m である。したがって，「位置の変化に応じて電気抵抗が変化するような可変抵抗器」を組み立てることが可能である。例えば，移動接点を利用して，線の有効長さ l を変化させればよい。位置の変化は，直線変位でも回転変位（回転角度）でもよい。

容量変換器は，位置を**静電容量**（electrostatic capacity）に変換する（図 4.2）。2 枚の平行平板で**コンデンサ**（condenser）を構成すると，静電容量 C は平板の面積 A に比例し，平板間の距離 d に反比例する。

$$C \propto \frac{A}{d} \tag{4.2}$$

したがって，「位置の変化に応じて静電容量が変化するような容量変換器」を組み立てることが可能である。例えば，位置の変化に応じて平板間の距離 d が変化するようにすればよい。

ひずみセンサ（strain gauge）は，ひずみを電気抵抗の変化に変換する（図 4.3）。**ひずみ**（strain）ε は，もとの長さ l に対する長さの変化 Δl の比率である。

$$\varepsilon = \frac{\Delta l}{l} \tag{4.3}$$

例えば，金属線が変形を受けて伸びると，式 (4.1) で長さが増加し断面積

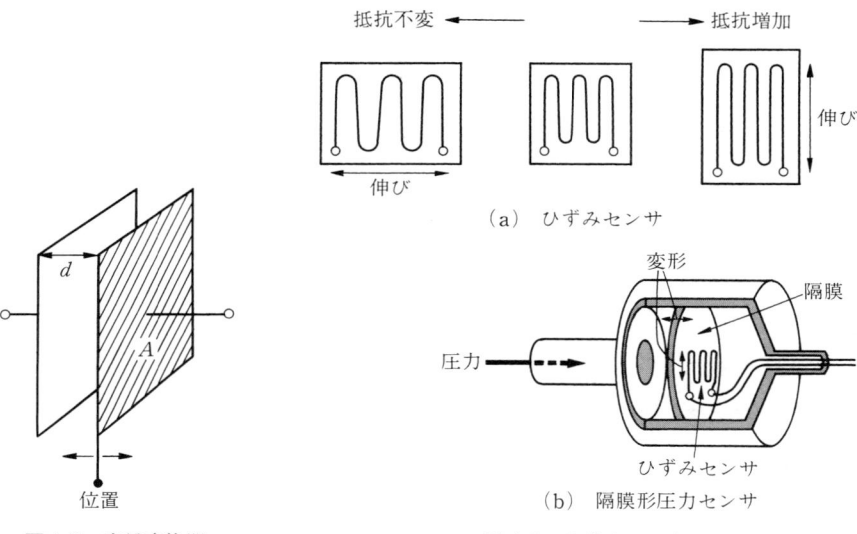

図 4.2　容量変換器　　　　図 4.3　ひずみセンサ

が減少することによって，電気抵抗が大きくなる．ひずみセンサでは，ひずみの方向を検出できるように，金属線の方向を工夫している．ひずみセンサを材料表面や膜などに張り付け，張力や圧力に応じて変形してひずみを生じるようにすれば，力学信号から電気信号への変換が可能になる．

白金抵抗測温素子やサーミスタは，温度を電気抵抗に変換する．**サーミスタ**（thermistor）は，thermally sensitive resistor の略語で，マンガン，ニッケル，コバルト，鉄，チタンなどの酸化物を混合して焼結した**半導体**（semiconductor）である．白金，銅，ニッケルなどの導体では，温度の上昇とともに電気抵抗が増加する．これに対して，半導体では，導体よりも電気抵抗が大きく，温度が上昇すると急激に電気抵抗が減少する（**図 4.4**）．

温度と電気抵抗との関係を利用すれば，温度信号から電気信号への変換が可能になる．「電気抵抗を測定するための電流」によるセンサ素子の自己加熱に注意する（2.2 節参照）．

ホトダイオード（photo diode）では，光信号が電気信号へ変換される．「光エネルギーを吸収して結晶内から電子が放出される」ことによって生じる起電

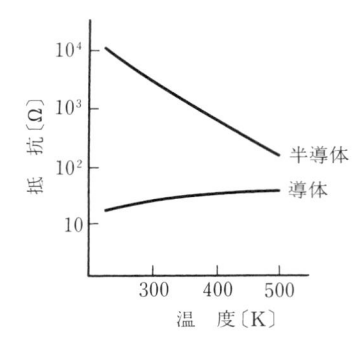

図 4.4 温度と電気抵抗の関係の一例

力を利用する。

バイオセンサ（biosensor）では，化学信号（分子存在および濃度）を電気的な信号へ変換する（図 4.5）。免疫蛍光法や免疫染色などの標識法（3.1 節参照）と同じく，バイオセンサでは生体物質がもつ特異性を利用している。生体高分子は，その立体構造による特異的な結合反応によって，相手分子を識別する。この反応によって生じた化学信号，温度信号，光信号を電気的な信号へ変換する（14.4 節参照）。

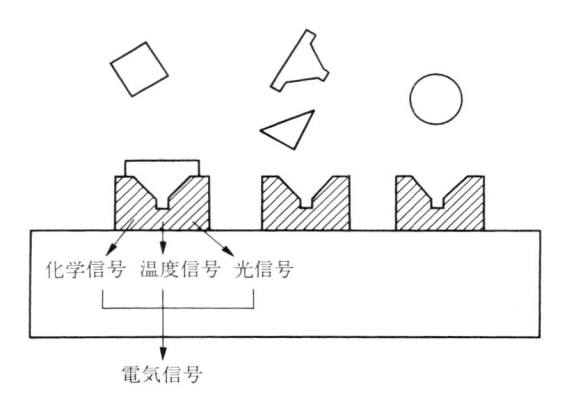

図 4.5 バイオセンサ

電気信号以外への変換や，電気信号に変換する前の段階での変換の例も多数ある。

感圧紙は，力学信号を化学信号に変換する（図 4.6）。例えば，所定の圧力

4.2 センサと生体との境界   37

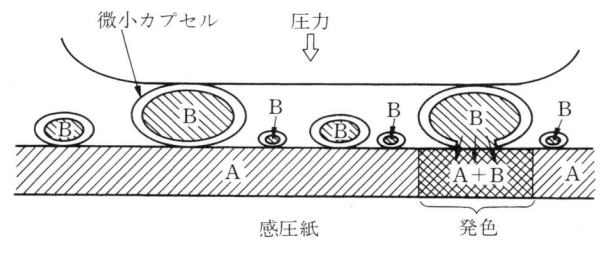

図 4.6 感圧紙

以上になると破裂するような微小カプセルを用意する。外部の化学物質 A と反応して発色するような化学物質 B を，この微小カプセル内に閉じ込めておく。圧力によって微小カプセルが破れると発色するという仕組みである。耐圧限界値の異なる微小カプセルを多種類付着させておけば，圧力が増加するにしたがって，破裂する微小カプセルの数が増えて，発色濃度が上昇する。

　光のエネルギーによってさまざまな化学変化が起こるので，光信号から化学信号へ変換するセンサを組み立てることができる。

　ヘモグロビン（hemoglobin）は，赤血球に包含され，酸素を運搬する高分子である。ヘモグロビンが酸素と結合した状態（酸化ヘモグロビン）と酸素を放出した状態（還元ヘモグロビン）とでは，赤色波長の光の吸収の度合が異なる。このことを利用して，化学信号（酸素濃度）から光信号へ変換できる。

4.2　センサと生体との境界

　信号変換においても，当然のことながら，エネルギー保存の法則が成り立っている。したがって，「効率よく変換すること，測定対象物側から余分なエネルギーを奪わないようにすること」が工夫のポイントとなる。

　信号は，空間と時間の関数である。したがって，局所的な信号を取り込むのか，または，広い空間内の平均的な信号を取り込むのかによって，センサの大きさを考える必要がある（**図 4.7**）。また，瞬間的な信号を取り込むのか，一定時間内の平均的な信号を取り込むのかを考える。さらに，目的とする信号の

4. 生体信号の検出

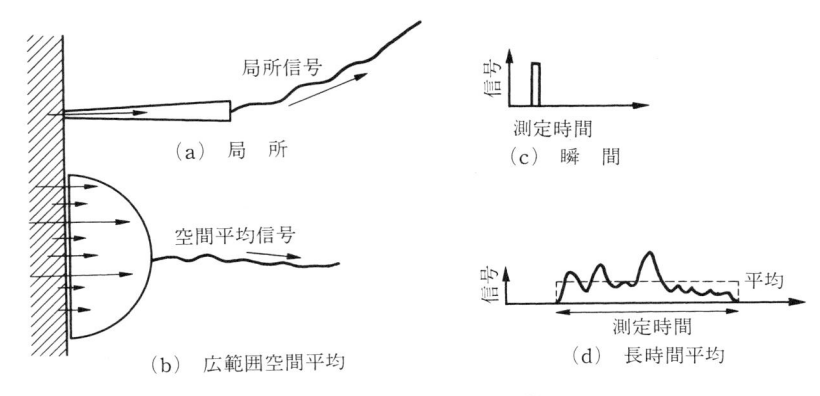

図 4.7 信号検出の空間と時間

(a) 局所
(b) 広範囲空間平均
(c) 瞬間
(d) 長時間平均

性質（2.1節参照）に合わせて，信号の取込み方を工夫する必要がある。

　一般に，センサが測定対象物から，瞬間的に信号を受け取ることはできない。ある一定以上の時間が必要である。したがって，センサが適確な信号を受け取るためには，対象物とセンサとの間で，信号の受渡しの状態が安定している必要がある。

　センサと測定対象物との関係を，接触式と非接触式とに分類して考えてみる。針電極を生体組織に刺す場合などは接触式，無線で電磁波を受信する場合などが非接触式である。「接触式のほうが効率よく安定して信号を受け取れる」とは限らない。

　接触（contact）とは，間に介在するものなしに，たがいに直接連絡されている状態を指す。しかし，接触しているかどうかを厳密に定義するのは，簡単ではない。

　細胞と細胞との接触では，細胞膜を構成する分子どうしの結合状態，または分子の共有状態を考える（**図 4.8**）。固体金属と固体金属との接触であれば，「境界面においてたがいに溶け合って合金を生成しているのか，表面どうしが弾性変形して接触面を生成しているのか」を考えることになる。弾性変形では，押し付ける力がなくなれば，変形状態から回復してもとの形状に戻る。

　接触によって変形するのであれば，押し付ける力を安定させる必要もある。

4.2 センサと生体との境界

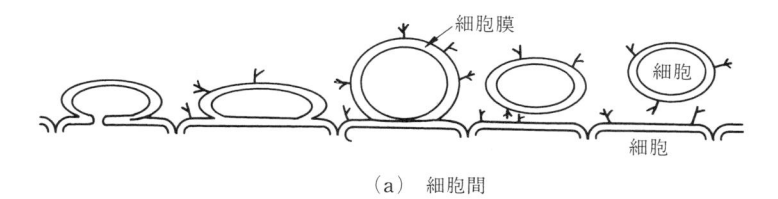

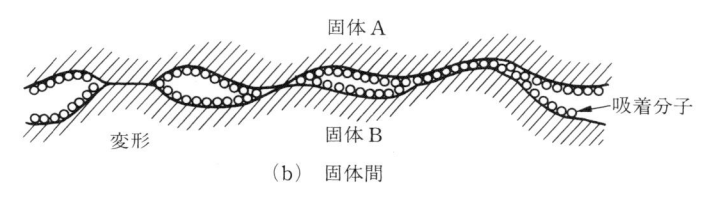

（a） 細胞間

（b） 固体間

図 4.8 面相互間の接触状態

例えば，長さの測定に用いる**マイクロメータ**（micrometer）では，押付け力を安定させる機構を有している．一般に物体と周囲とを区切ることも，単純にはいかない．周囲の雰囲気が空気であれば，空気中の気体分子が物体表面に吸着していることを考慮して境界を決めなければならない．

電気信号を受け取る場合には電気抵抗，熱の伝達においては熱伝達の抵抗が，接触状態を表す指標となる．接触面積の増加に伴って電流が流れる部分の面積が増加すれば，電気抵抗が減少する．接触面積の増加に伴って熱が伝わる部分の面積が増加すれば，熱伝導も容易になる．

生体に接触させて電気信号を受け取るのに用いる**電極**（electrode）には，皮膚や膜の表面に貼る場合，膜下に針や先端の細いガラスを刺す場合，などがある．ガラス電極では，ガラス細管の内部を電解液で満たす．一般に電極に用いる金属との界面においては，生体組織側に金属表面の電荷に対して反対符号の電荷のイオンが向かい合い，電気二重層，すなわち，コンデンサを形成する（**図 4.9**）．

コンデンサでは，加わっている交流電圧 v_c は，流れている交流電流 i_c より $\pi/2$ rad だけ位相（2.1 節参照）が遅れる（**図 4.10**）．交流の周波数を f，静電

4. 生体信号の検出

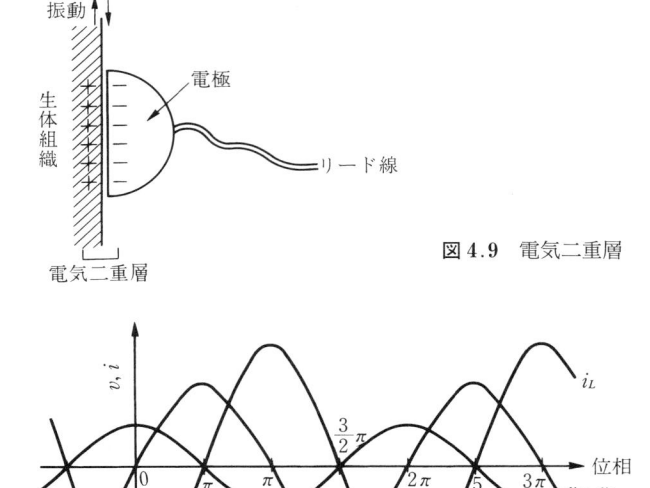

図 4.9 電気二重層

図 4.10 位相のずれ（コンデンサの電圧 v_C，電流 i_C，コイルの電圧 v_L，電流 i_L）

容量を C（表 1.3 参照）として，式（4.4）で算出される X_C を**容量リアクタンス**（capacitive reactance）と呼ぶ。電圧と電流の比で，直流の場合の抵抗と同じく，単位に Ω を用いる。

$$X_C = -j\left(\frac{1}{2\pi fC}\right) \tag{4.4}$$

交流回路では，$\pi/2$ rad だけ位相が進むことを，j をかけて表すと便利である。j を 2 回かけると，π だけ位相が進むことにする。このとき，正弦波信号の正負が逆転するので，$j^2 = -1$ と定義する。j を 4 回かけると，2π だけ位相が進み，もとの波形と同じになるので，$j^4 = +1$。すなわち，この j は虚数単位と同じ性質をもつ。逆に，$\pi/2$ rad だけ位相が遅れることを，$-j$ をかけて表す。

同様に，コイルでは，加わっている交流電圧 v_L は，流れている交流電流 i_L

より$\pi/2$ rad だけ位相が進む．交流の周波数をf，インダクタンス（表1.3参照）をLとして，式（4.5）で算出されるX_Lを**誘導リアクタンス**（inductive reactance）と呼ぶ．

$$X_L = +j(2\pi fL) \qquad (4.5)$$

特に，低周波の測定では，この静電容量に注意する．式（4.4）で周波数fが小さいと，静電容量Cが一定のとき，容量リアクタンスX_Cが大きくなる．したがって，信号が遮断されたり，減衰したりすることになる．また，静電容量においては，電圧は電流よりも$\pi/2$ rad だけ位相が遅れる．すなわち，界面での信号伝達における**位相ずれ**（phase shift）を招く．

さらに，この電極と生体組織との間に，相対的な位置のずれを生じるような振動があると，電気的雑音の原因となる（図4.9参照）．

心電図，筋電図（13.2節参照）などで皮膚から電気信号を受け取る際には，電気伝導性のよい**ペースト**（paste）を用いる．ペーストは，電気抵抗の大きい皮膚表面層に浸透して電気抵抗を低下させる働きももっている．同様に，超音波信号を受け取るときには，弾性波の伝達性のよいゼリーで電極と生体組織との間を連絡する．

長期間，心筋から電気信号を受け取る場合においては，電極と心筋組織との間の接触状態を長期に安定させることが問題となる．通常，生体側からみた異物との界面においては，異物を体外へと排出するか，孤立化させるような反応が起こる．例えば，電極の周囲を繊維組織がカプセル状に覆ってしまう．

こうなると，電極と心筋組織との電気的接触状態に変化が生じてしまう．長期間埋め込む電極における難題である．こうした問題は，心臓ペースメーカ（15.3節参照）の電極を心筋に埋め込む場合の研究課題になっている．

センサとの接触状態を良好にするために，対象物側の周囲のものを取り去る場合もある．生体の場合は，皮膚を貫通，切開するなどの方法がある．この場合には，生体の免疫的障壁を貫通していることになる．したがって，対象側に微生物が混入するなどの影響を与えないように，配慮する必要がある．センサおよび操作器具の滅菌（3.3節参照）が必要となる．

血液と接触する場合には，**血栓**（thrombus）形成が問題となる。一般に，人工物との界面においては，血液が凝血塊を形成する。この血栓形成のため，センサと生体との間の接触状況が変化してしまう。これに対して，「**ヘパリン**（heparin）などの**抗凝血剤**（anticoagulants）の徐放」などの工夫が考えられる。

生理液体と接触する電極の表面においても，余分な吸着物質を洗い流して（洗浄），接触状態を安定させる工夫が必要である。また，標準液中に保存するなど，表面状態を維持する工夫も有効である。

細胞膜を貫通させる**細胞内電極設置法**（intracellular electrode method）もある。変形性の大きい細胞膜を貫通させるときには，電極を微小振動させる工夫が有効である。

電流密度（単位面積当りの電流）が高いと，生体組織の構造を電気的に破壊する危険性がある。したがって，接触面積を十分に広くして，電流密度が低くなるようにする。

以上のように，センサと生体組織との界面においては，力学的，電気的などのさまざまな観点からの接着性が問題となる。

非接触式や遠隔測定方式でも，周囲の雰囲気の安定性，たがいの位置関係の安定性などが問題となる。受け取る信号が電磁波であれば，磁気的安定性が問題となる。他の信号が混入する場合なども考慮に入れたうえで，信号受信状態の安定性が要求される（5.3節参照）。

4.3 信号に対する応答

必要最小限の信号量，強さ，および最短の時間で信号を検出することが理想である。

4.3.1 感　　　度

入力が単位量だけ変化するときの出力の変化量を，**感度**（sensitivity）と呼

ぶ。例えば，感温部の熱容量の少ない（比熱や質量が小さい）温度計ほど，少ないエネルギー量で温度を検出できる（2.2節参照）。

可動コイル形電流計（図6.1参照）において感度を上げる場合を考える。電磁力を大きくするためにコイルの巻数を増やすと，可動部分の質量が大きくなって慣性が増加する。質量の増加を避けるために線を細くすると，電気抵抗が大きくなってしまう。電気抵抗が大きくなって流れる電流が減少すると，感度は低下する。一筋縄ではいかない。

定性的には，「ある」か「ない」かという弁別性が問題となる。1個で反応するとは限らないので，何個で，またはどのくらいの量で反応するかが，感度を決める。生体の感覚器では，閾値を超えて初めて反応する場合が多い（14.2節参照）。ダイオードの非線形特性，降伏現象（図3.2参照）などと類似している。

センサは，測定対象物から，すべての信号を受け取るほうがよいとは限らない。不要な信号を受け取らないように，信号を選択しなければならないこともある。不要な信号に対する絶縁性や，受信できる信号の性質（周波数など）の範囲を調整しておくと，信号を定量するときに処理しやすい（7章参照）。

センサが信号を受け取る前の処理も考えられる（3.4節参照）。測定したい値（境界値）を強調したり，混合された情報群から必要な情報を選び出す（免疫染色など）ように工夫する。

4.3.2 応 答 時 間

測定対象物からの信号は，瞬間的に写し取られたり変換されたりするわけではない。センサへ信号が入力されはじめてから，もとの信号に応じた物理量に到達するまで，すなわち最終的な平衡に達するまでに時間がかかる。例えば，コンデンサに電圧を加えたときに，その電圧に応じた量の電荷が蓄えられるまでには時間がかかる。最終的な平衡値の63％の値に到達するまでの時間を**時定数**（time constant）τと呼ぶ。例えば，「ある物理量Qが最終的な平衡値Q_0へ時間tとともに近づく様子」を単純な指数関数で表せるときには，式

44　　　4．生体信号の検出

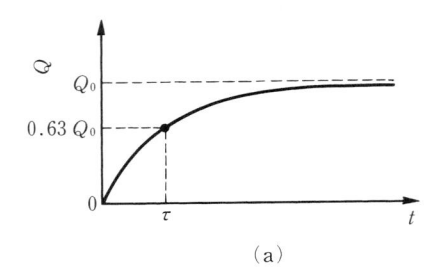

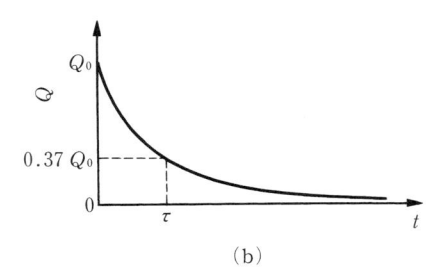

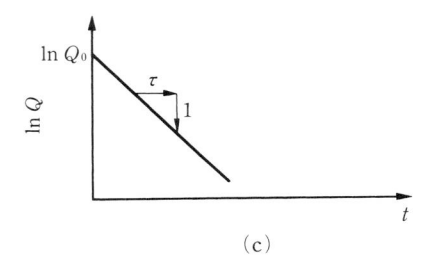

図4.11　時　定　数

(4.6) のようになる〔**図4.11**（a）〕。

$$Q = Q_0 \left(1 - e^{-\frac{t}{\tau}}\right) \tag{4.6}$$

式 (4.6) で $t = \tau$ のとき，$Q/Q_0 = 0.63$ となる。逆に，ある物理量 Q が初期値 Q_0 から最終的な平衡値 0 へ，時間 t とともに近づく様子を，単純な指数関数で表せるときには，式 (4.7) の形になる〔図（b）〕。

$$Q = Q_0 \, e^{-\frac{t}{\tau}} \tag{4.7}$$

式 (4.7) の両辺の自然対数をとると，式 (4.8) を得る。

$$\ln Q = \ln Q_0 - \frac{t}{\tau} \tag{4.8}$$

すなわち，t と $\ln Q$ との関係をグラフに描けば，直線の傾きから τ を求めることができる〔図（c）〕。最終的な平衡値と測定打切り時点での値との差は，誤差となる。この誤差を小さくするため，および測定時間を短縮するために，物理量の初期における時間変化の様子から，時定数などを利用して，最終的な平衡値を予測する。

すみやかに平衡値に到達するシステムが望ましい。例えば，ばねに時刻 t_0 でおもりを吊るした場合を考えてみよう。重力（駆動）とばねの復元力（制御）とがつりあう位置が，最終的な平衡位置となる。しかし，ばねは，しばらく，伸び縮み振動を繰り返すことになりそうだ。「空気の粘性抵抗」や「ばね内部の変形速度に対する抵抗」のような運動速度に比例して働く抵抗があれば，この振動は減衰していく。振動を減衰させる働きを制動と呼ぶ（図 **4.12**）。

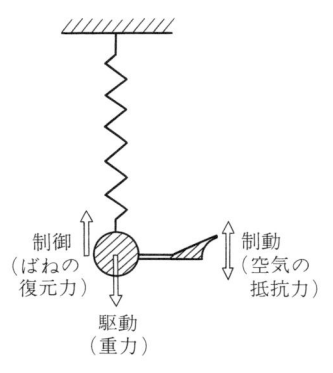

図 **4.12** ばねの振動 図 **4.13** 臨界制動

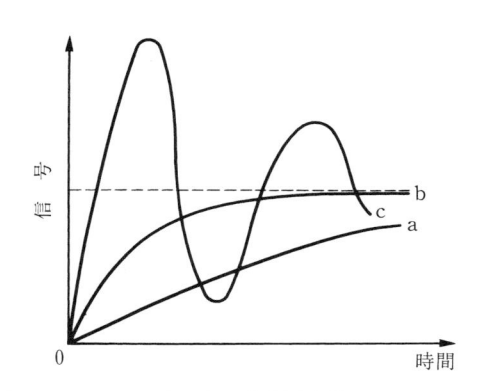

図 **4.13** で a はなかなか平衡値に近づかない場合，c は平衡値を通り過ぎてから再び平衡値に近づこうとすることを繰り返して振動する場合，b はその中間で最も速く平衡値に近づく場合である。この b のような場合を **臨界制動**（critical damping）と呼ぶ。

例えば，測定対象物から温度計までの熱伝達経路における熱伝導率が大きい（熱伝導速度が速い）ほど，時定数が短くなり，速く平衡値に近づく。

章 末 問 題

問 4.1 直径 0.050 mm，長さ 1.0 m の白金線で抵抗測温素子を作成したときに，0 °C から 100 °C までの電気抵抗の変化する領域を求めよ。白金の抵抗率を，

0 °Cにおいて $9.8\times10^{-8}\,\Omega\,\mathrm{m}$, 100 °Cにおいて $14\times10^{-8}\,\Omega\,\mathrm{m}$ として算出せよ.

問 4.2 温度 T 〔K〕におけるサーミスタの電気抵抗 R が，式 (4.9) で表されるとき，373 K における電気抵抗を求めよ．式 (4.9) における特性温度 $B=3.0\times10^3\,\mathrm{K}$，$T_0$ を 273 K，R_0 を 6.0 kΩ として算出せよ．

$$R = R_0 \exp\left\{-B\left(\frac{1}{T_0} - \frac{1}{T}\right)\right\} \tag{4.9}$$

問 4.3 測定前に 273 K であった水銀温度計の感温部が 310 K になるのに必要なエネルギーを求めよ．ただし，感温部の水銀の体積を $0.20\times10^{-6}\,\mathrm{m}^3$，水銀の 273～310 K におけるモル比熱を $28\,\mathrm{J\,K^{-1}\,mol^{-1}}$，水銀の密度を $13.6\times10^3\,\mathrm{kg\,m^{-3}}$，原子量を $0.201\,\mathrm{kg\,mol^{-1}}$ として算出せよ．水銀の周囲のガラスなどの熱容量は考慮しないこととする．

また，このエネルギーは，体積 $5.0\times10^{-5}\,\mathrm{m}^3$ の水の温度を何 K 下降させるエネルギーに相当するか．水の比熱を $4.2\times10^3\,\mathrm{J\,K^{-1}\,kg^{-1}}$，水の密度を $1.0\times10^3\,\mathrm{kg\,m^{-3}}$ として算出せよ．

5 生体信号の伝達

4章で,生体からの信号を検出するところについて学んだ。本章では,検出した信号を伝達するところについて考察する。

5.1 信号伝達における損失

信号は,伝達経路において,さまざまな形で熱エネルギーとなって拡散してしまう。流体内部では要素間の移動速度の違いによってずれが生じ,その際の摩擦(粘性)に伴って熱が発生する。電流においては,電気抵抗に応じて発熱する。信号が減衰しないように伝達する工夫が必要である。すなわち,信号のエネルギーが無駄に使われないようにする。例えば,超伝導のような電気抵抗ゼロの状態を利用すれば,エネルギーの損失を防ぐことができる。

5.1.1 Q 値

インダクタンス(inductance)や**静電容量**(capacitance)のような**リアクタンス素子**(4.2節参照)は,交流電流が流れたときのエネルギー損失がないものとして定義されている。しかし,実際のコイルやコンデンサでは,エネルギー損失がある。この損失を表す電気抵抗成分 R を,リアクタンス素子 X に対して「**並列**(parallel)に接続するか」,「**直列**(series)に接続するか」によって,**並列等価回路**と**直列等価回路**の二つの考え方に分類される(図5.1)。

電気抵抗によるエネルギー損失分が小さいほど大きくなる値として,Q 値

48　5. 生体信号の伝達

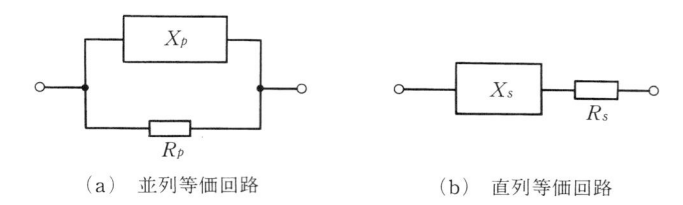

(a) 並列等価回路　　(b) 直列等価回路

図 5.1　リアクタンス素子のエネルギー損失

(quality factor) を式 (5.1) のように定義する。

$$Q = \frac{R_p}{X_p} = \frac{X_s}{R_s} \tag{5.1}$$

Q 値が大きくなるのは，以下の場合である。並列等価回路で，R_p が大きいと，並列に接続された抵抗には，電流がほとんど流れない。つまり，並列に接続した抵抗回路を開放（無視）できる。直列等価回路で，R_s が小さいと，直列に接続された抵抗での電圧降下は小さい。つまり，直列に接続した抵抗回路を短絡（無視）できる。

5.1.2　プ　ロ　ー　ブ

センサと測定値処理部との間を，長い電線で接続する場合について考えよう。直流では，接続線間（信号線と接地線）の絶縁性だけが問題になる。しかし，交流，特に周波数が高いときには，静電容量（漂遊容量）を通してのバイパス電流が，無視できない量となる〔式 (4.4) 参照〕。長い電線には，ある程度の電気容量があるためである〔式 (4.2) 参照〕。そうなると，測定値処理部に到達するまでに信号が減衰してしまう。

これを改善する手段を，**図 5.2** に例示する。配線を短くする〔図 (a)〕。信号線と接地線とを離す〔図 (b)〕。センサで信号を検出して，すぐに交流信号を直流信号に変換し，直流信号の状態で伝達する〔図 (c)〕。などが考えられる。図 (c) のような変換器をプローブと呼ぶ。

流体圧力の測定において，圧力伝達用の長いチューブを用いる場合も，注意が必要である。時間とともに変化しない静的圧力の場合には，十分な時間が経

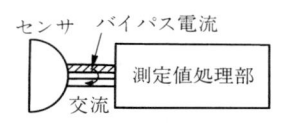

(a) 配線を短くする

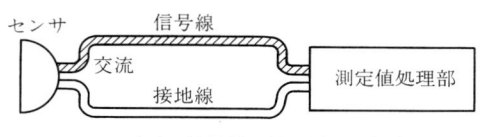

(b) 信号線と接地線とを離す

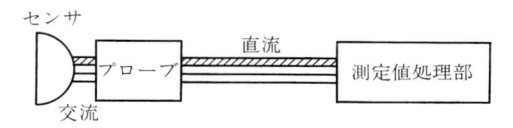

(c) 変換器を用いる

図 5.2 バイパス交流電流を防ぐ方法

てばすべての位置において圧力が平衡する。静的圧力の場合に注意が必要なのは，重力場による位置（水準）の差である。

他方，時間とともに変化する動的圧力においては，圧力信号の伝達特性が問題になる。圧力が弾性波として伝わる場合の伝達速度は，充てん流体の種類や温度によって変化する。例えば，25℃の水では 1.5×10^3 m s^{-1} である。チューブや充てん流体の性質によって，圧力信号の減衰特性が決まる（12.2節参照）。一般に，圧力測定位置において，センサで信号を検出してただちに電気信号に変換してから信号を伝達するほうが，信号を忠実に伝達するのに有利である。

この例のように，測定したい物理量を，信号伝達が容易な物理量に換えることがある。計測のどの段階で変換すれば，最も効率よく情報が伝達できるかについて工夫する。

5.1.3 表皮効果

交流信号が導線を伝わるときには，導線中心軸付近に主流と逆向きに電流が流れる。このため，見かけの断面積よりも小さい断面積しか，伝達には有効でない。これを，「**表皮効果**」と呼ぶ。

図 5.3 で，右方向の電流が増加〔図（a）〕するときを考える。右ねじの向きに磁界が発生する〔図（b）〕。この磁界の発生を妨げる向きに電流が流れる〔図（c）〕。図（c）の電流は，もとの電流〔図（a）〕に対して，導線の表面では順方向，中心軸付近では逆方向になる。高周波電流が太い導線を流れるときに，この表皮効果が著しい。

（a） 交流で右方向の電流増加

（b） 右ねじの向きに磁界が発生

（c） 磁界の発生を妨げる向きに電流が流れる

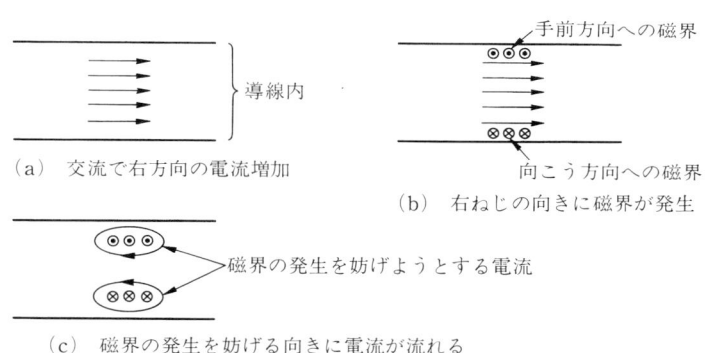

図 5.3　表皮効果

5.1.4　4 端子法

低抵抗測定においては，接続線，端子の抵抗の影響が大きい。この影響を抑える工夫の例として，4 端子法がある〔**図 5.4**（b）〕。電流端子と電圧端子を分離して，内部抵抗の高い電圧計で電圧を測定する（6.2 節参照）という方式である。

図（b）で，電圧端子の抵抗を，r_2 および r_3 とするとき，電圧計の内部抵抗を r_2 および r_3 よりも十分に大きくしておけば，被測定抵抗 R の両端の電圧を測定できる。それに対して，図（a）の場合には，電圧計の内部抵抗にか

(a) 2端子抵抗器　　　　　　　　(b) 4端子抵抗器

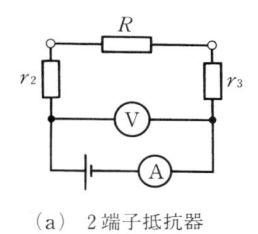

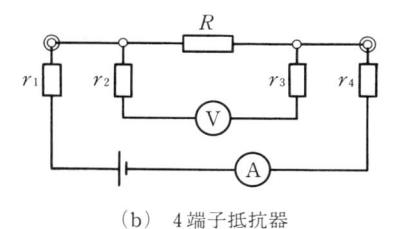

図 5.4　抵 抗 の 測 定

かわらず，r_2 および r_3 を R よりも小さくしておかなければならないので困る。

電流端子の抵抗 r_1 および r_4 については，抵抗の大きさにかかわらず，R を流れる電流を測定できる。ただし，R が小さいので，R における電圧降下を大きくするために，電流端子には大きな電流を流せるようにする。

5.2　信号伝達における制御

表 5.1 に，信号伝達における制御の分類とその例をあげる。

表 5.1　信号伝達における制御の分類とその例

信号伝達における制御分類	例
測定対象と計測器との相互の間での余分な信号伝達を遮断	変圧器，変流器，ヒューズ，ブレーカ，バイパス回路
外部からの余分な信号の混入の防止	変調伝送，心臓ペースメーカの受信部と携帯電話（15.3 節参照）
外部への信号の漏れの防止	絶縁，断熱，プライバシー保護
外部への余分な信号の放出	放熱

測定対象物から計測器へ，逆に計測器から測定対象物へというように，たがいに相手側に，過電流，過電圧などの余計な影響を与えないように工夫する。また，外部からの余分な信号の混入や，外部への信号の漏れを防止する。雑音（不要な信号）の混入や，漏れ電流を防ぐ。

特殊な例として，情報の外部への漏れの問題がある。生体計測においては，

個人の医療情報のプライバシーが漏れることを防ぐ必要がある。逆に不要な熱の発生に対しては,熱を逃がさなければならない。

通常の電圧計や電流計では,大電圧や大電流を測定しようとすると,測定限界を超えてしまう。このとき,**変圧器**(voltage transformer)や**変流器**(current transformer)を挟むことによって,大電圧や大電流を測定できるようにする。

図5.5(a)において,被測定交流電圧が1次側に加わると1次コイルに電流が流れ,その変動に応じて磁束 ϕ が生じる。コイルの巻き数を1次側 N_1,2次側 N_2 とする。漏れ磁束がなく,ϕ が1次側と2次側で共通であるとき,コイルにおいては,磁束 ϕ の増減を妨げる方向に,起電力 e_1 および e_2 が生じる。

$$e_1 = -N_1\left(\frac{d\phi}{dt}\right), \quad e_2 = -N_2\left(\frac{d\phi}{dt}\right) \tag{5.2}$$

$$\frac{v_1}{v_2} = \frac{e_1}{e_2} = \frac{N_1}{N_2} \tag{5.3}$$

式(5.3)より,大電圧 v_1 を N_2/N_1 倍に縮小した v_2 として測定することができる。

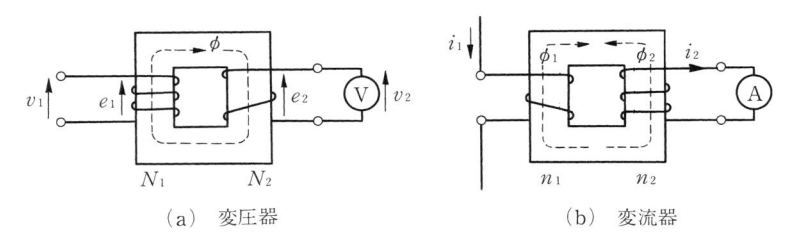

(a) 変圧器　　　　　　(b) 変流器

図5.5　変　成　器

また,図(b)において,被測定交流電流 i_1 が1次側に流れると,その変動に応じて磁束 ϕ_1 が生じる。コイルの巻き数を1次側 n_1,2次側 n_2 とする。2次コイルにおいては,磁束 ϕ_1 を打ち消す方向に ϕ_2 が生じるように,2次電流 i_2 が流れる。

$$\phi_1 = \phi_2, \quad i_1 n_1 = i_2 n_2, \quad \frac{i_1}{i_2} = \frac{n_2}{n_1} \tag{5.4}$$

式(5.4)より，大電流 i_1 を n_1/n_2 倍に縮小した i_2 として測定することができる。

以上の変圧器，変流器においては，大電圧，大電流から絶縁して測定することができる。漏れ磁束がないとき，変圧器では，2次側を開放したときに，式(5.3)が成立する。したがって，変圧器では，測定中に2次側を短絡してはいけない。図5.5（a）で v_1 が加わっているときに，2次側を短絡すると2次側に過電流が流れる。

逆に，変流器では，2次側を短絡したときに，式(5.4)が成立する。したがって，変流器では，測定中に2次側を開放してはいけない。図（b）で i_1 が流れているときに，2次側を開放すると i_2 による逆方向の起磁力がなくなる。したがって，i_1 による ϕ_1 が飽和し，ϕ_1 の急峻（しゅん）な反転時に高い起電力が誘起され，絶縁破壊する危険がある。また，鉄心内の**渦電流**（うず）（eddy current）損失の増加により発熱する危険がある。

伝達路を遮断制御することによって，相互の信号の混入を防ぐ。測定装置を乱すような信号を発生する被測定物の場合に，測定系の表示装置や制御装置の安全を図る。過電流が流入するのを防ぐ例として，可溶片〔**ヒューズ**（fuse）〕がある。ヒューズでは，所定以上の電流が流れたときに発熱によって線が溶融して回路が遮断される。同様の働きをスイッチの形式にしてあるのが，**遮断器**〔ブレーカ（circuit breaker）〕である。

もとの回路に並列に接続した**バイパス回路**（shunt）に，過剰な電流を逃がす方式もある。**接地**（earth）も，過剰な電流を回路から外部へ逃がす働きを担っている。ただし，電子回路における接地は，直流成分の安定化の役割をもつ。すなわち，抵抗ゼロで短絡する働きを担うもので，過剰な電流を回路から外部へ逃がすものではない。

5.3 信号の転送

　信号の伝達において，伝達に都合のよい形式へと信号の形を変える方法もある。これによって，雑音が混入したり，信号が減衰したりするのを抑える。変調伝送と呼ばれる方法もその一つである。この方法では，信号の形式を変え，伝達し，再びもとの形式に戻す。これらを，変調，転送，復調と呼ぶ。

　周期関数の信号では，振幅，周波数（周期），位相などが情報となる。このうち，振幅によって情報を転送する方法を**振幅変調** AM (amplifier modulation) と呼び，周波数によって情報を転送する方法を**周波数変調** FM (frequency modulation) と呼ぶ。

　転送する信号が混同されないようにするには，転送する時間を信号ごとにずらす方法と伝送経路を並列に用意する方法が考えられる。時間をずらす場合にも，信号のひとまとまりを送ってから，つぎのひとまとまりを送る方法だけではない。信号を分割して一定の時間間隔で送ることにし，おのおのの信号の間に他の種類の信号を割り込ませていく方法。すなわち，A1，B1，C1，A2，B2，C2，A3，B3，C3，…という方法もある。

　特定の周波数の上に信号を乗せて転送し，その周波数に合わせて受信して，上に乗っている信号を読み取る方法もある。このとき，周波数を区分けしておけば，同時に別の種類の信号を送っても，おのおのを判別できることになる。

　熱電対 (thermocouple) は2種類の金属を接合したもので，接点間の温度差を電圧に変換する。金属内部に温度分布があると，温度の高いところでは電子の運動が活発になり，周囲よりも相対的に電子密度が低下する（**図5.6**）。同様に，金属線の一方の端を高温に，他方の端を低温にすると，高温側は低温側よりも電子密度が低くなる。すなわち，高温側は低温側よりも電位が高くなる。これを熱起電力と呼ぶ。この両端の間の電位差は，温度差の増加とともに増加する。したがって，この電子密度もしくは電位差を測定すれば，温度差を知ることができる。

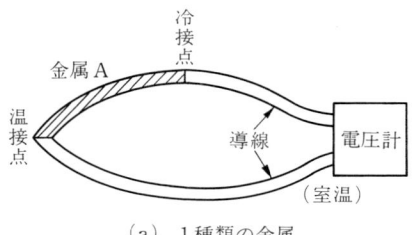

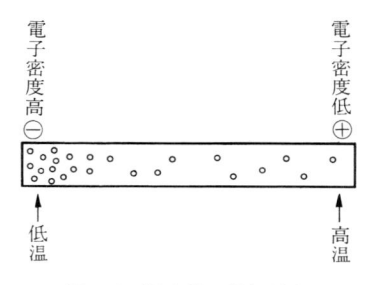

図5.6 温度差と熱起電力

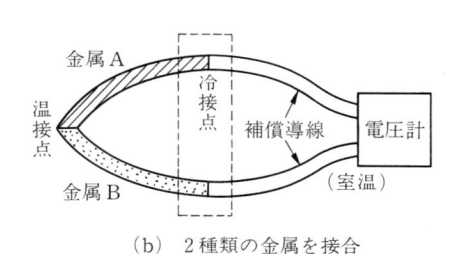

図5.7 熱電対の配線図
(a) 1種類の金属
(b) 2種類の金属を接合

　いま，温度差を与えた金属の両端を，導線を用いて電圧計に接続して電位差を測定しようとする〔図5.7 (a)〕。このとき，導線内にも熱起電力が生じる。金属との接点と電圧計端子との間にも，温度差があるためである。

　この状況を改善するため，図 (b) のように，2種類の金属を接合する。このとき電圧計との接続に用いる導線を，補償導線と呼ぶ。図 (b) で2種類の金属の接点を温接点，補償導線との接点を冷接点（基準接点）とする。温接点においては，2種の金属間の電位が共通であるが，冷接点では電位が異なる。「金属の種類によって，温度差当りに生じる熱起電力が異なる」ことを利用している。図5.8で電位差 $\varDelta V$ は，温度差の増加とともに増加する。

　電圧計端子における温度を室温とすると，2本の補償導線の熱起電力が等しくなるようにしておけば，冷接点と室温との温度差によって生じる電位差は，2本の導線において等しくなる。すなわち，冷接点における電位差を間接的に測定できることになる。

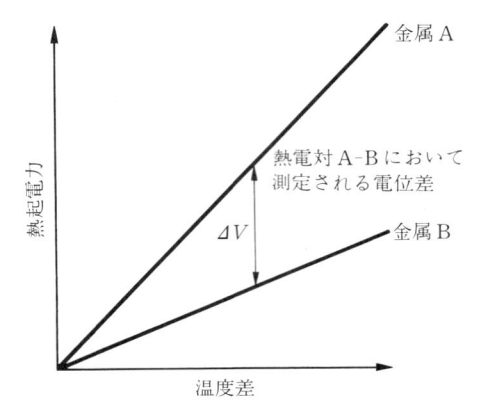

図 5.8 金属による熱起電力の違い

章 末 問 題

問 5.1 並列等価回路で，$f=2.0\,\text{kHz}$ で測定し，$C_p=0.20\,\mu\text{F}$，$Q=20$ であった。R_p を求めよ。

問 5.2 直列等価回路で，$f=0.10\,\text{MHz}$ で測定し，$L_s=0.20\,\text{mH}$，$Q=50$ であった。R_s を求めよ。

問 5.3 1 000 m の電線の被覆の絶縁抵抗は，同じ電線 100 m の被覆の絶縁抵抗の何倍か。

問 5.4 電圧計で，高い周波数の電圧測定をする際の注意を示せ。

問 5.5 「計器用変流器の 2 次側回路を，測定中に開放してはならない理由」を述べよ。

問 5.6 熱電対が温度差計であることを説明せよ。

6 生体信号の定量

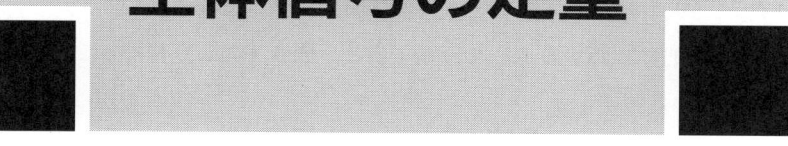

本章では,1章で学んだ単位系を用いて,生体から受け取った信号を量的に評価する工夫について学習する。

6.1 信号定量法の種類

1.2節で学習したように,単位を利用することによって,同種類の量を比較したり,量の間の関係を表現したりすることができる。信号の定量では,測定量を単位量(1 m,1 kg,1 s,1 Aなど)と比較することになる。

測定量が単位量と等しいか異なるかを判定するだけで,信号の定量が完結するわけではない。「単位量の何倍か」という量的な関係を求める必要がある。例えば,1 mの2倍であれば2 mという具合である。また,位置や時刻のように,基準点の選択が可能な量については,単位量のみならず**基準点**(原点,ゼロ点)や座標軸(10.1節参照)を定義しておかないと,測定量の表現を確定できない。

信号量に比例した物理現象を用いて測定する場合には,比例目盛を用意すれば信号を定量することができる。例えば,凝固点の降下が溶質の濃度に比例する溶液において,凝固点の降下温度の目盛から濃度を測定する場合である。また,複数回の測定からの合成の値として目的の値を求めることもできる。

二つ以上の測定値から計算によって求める方法を,「**間接測定**」と呼ぶ。計算には,物理法則の関係を利用する。例えば,電気抵抗に流れる電流と両端の

電圧とから抵抗値を計算で求める場合などである。これに対して、ホイートストンブリッジ（6.3節参照）を用いて、計算を経ずに、電気抵抗を直接に測定する場合などを「**直接測定**」と呼ぶ。実際の測定では、いろいろな物理法則を利用したり、因果関係を想定したり、統計的な関連性を利用したりすることが多い。こうした観点からみると、大部分が間接測定となる。

信号を量的に評価する方法を分類すると、**表 6.1**のようになる。

表 6.1 信号を量的に評価する方法

分　　類	内　　容
偏位法（deflection method）	その信号を原因として生じる変化を量的にとらえる
差動法（differential method）	信号を標準の信号と比較する
・置換法（substitution method）	信号と標準信号とをおのおの測定して2回の測定から評価する
・補償法（compensation method）	信号と標準信号との差を測定する
・零位法（zero method）	標準の信号と平衡させる

「ばねばかりにおいて、測定対象物が受ける重力に比例したばねの伸びから、質量を測定する場合」が偏位法に相当する。「てんびんにおいて、測定対象物と平衡する分銅の既知質量によって測定する場合」が零位法に相当する。

例えば、温度を測定する方法について考えてみよう。温度によって変化する物理量を測定することになる（偏位法）。固体、液体、気体の体積は、温度によって変化する。水銀温度計では、液体状態の一定質量の水銀をガラス管内に入れ、その熱膨張に合わせて温度目盛を作成してある。また、金属の電気抵抗は、温度の上昇とともに増加する。白金抵抗体温度計では、細い白金線の電気抵抗値と温度との関係を目盛として用意することになる。半導体の電気抵抗は、温度の上昇とともに急激に低下する。

サーミスタ温度計では、半導体の電気抵抗と温度との関係を利用する（図 4.4 参照）。音速は、媒体の温度の上昇とともに増加する。液体の粘性は温度の上昇とともに減少し、気体の粘性は温度の上昇とともに増加する。

他方、温度目盛をつくるときは、沸点、融点、三重点などの安定した標準温度との熱平衡を利用する（零位法）。沸点よりも融点のほうが環境圧力による

変動が小さいので，標準温度として利用しやすい（図3.5参照）。

偏位法では，簡便で直接的な測定を工夫することが可能である。他方，零位法では，別に測定量と平衡しうる既知の標準量を準備する必要がある。しかし，平衡に達したときの標準量の大きさから測定量を定量するので，標準量の精度を上げることによって，測定精度を上げることができる。また，平衡した状態では測定対象物からエネルギーを取らないので，測定対象物の状態を乱さずにすむ（2.2節参照）。

定量的に比較するのでなく，標準の信号と定性的に比較して「同じか異なるかを判断する場合」には，**同定**（identification）と呼ぶ。

標準信号の基礎量は，単位系の定義に従うことになる（1.2節参照）。しかし，例えば，質量の測定のたびにキログラム原器を用いるのは面倒である。代わりとなる標準の質量を用意しておけば便利である。同様に，おのおのの測定においては，簡便な標準量を用意することになる。標準の電圧を維持するものとして，標準電池（3.2節参照），標準電圧発生器などが利用される。

生体計測において，微小信号を精度よく定量するためには，差動法などによって，測定範囲を限定することが有効である。そのためには，10章以降で学ぶように，生体の性質を計測の立場からとらえておく必要がある。

6.2 偏 位 法

6.2.1 電気信号計器の動作原理

表6.2に，電気信号計器の動作原理の例をあげる。

なお，重力場においては，水平⌒に設置する場合をもとに検定されている計器と，垂直⊥に設置する場合をもとに検定されている計器があり，目盛表示板に記号で指示されている。

（1）**可動コイル形**（moving coil type）

磁界内の導線に測定電流を流すと，フレミングの左手の法則による力が働く。この電磁力によって**駆動トルク**（driving torque）を得て，回転軸ばねの

表 6.2　電気信号計器の動作原理による分類と記号

動作原理による分類	記号
可動コイル形	
熱電形	
静電形	
可動鉄片形	
電流力計形	
誘導形	

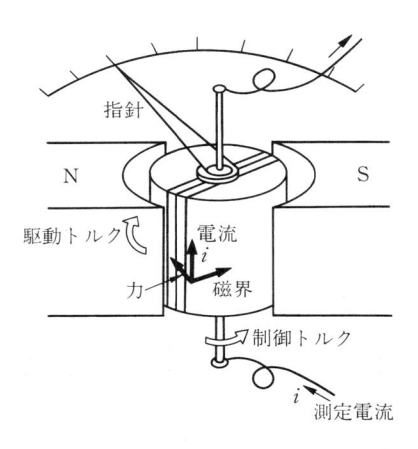

図 6.1　可動コイル形

復元力による**制御トルク**（controlling torque）と平衡させる（**図 6.1**）。このとき，指針の回転角が測定電流に比例する。指針の回転振動を減衰させるには，空気抵抗や電磁力による**制動トルク**（damping torque）を利用する。

　指針が測定電流の変動に追従できない場合には，平均値を指示する。このとき，平均値がゼロの交流では，振幅によらずゼロを指示することになる（7.1.2 項参照）。

（2）熱　電　形（thermocouple type）

金属線に流れる測定電流に応じて，金属線が発熱することを利用する。温度上昇を熱電対（5.3 節参照）で検出し，発生する電圧（熱起電力）を可動コイル形計器へ入力する（**図6.2**）。指針の回転角は電圧に比例し，電圧は発熱による温度上昇に比例する。発熱は，測定電流の 2 乗に比例〔式（2.8）参照〕する。ゆえに，指針の回転角は，測定電流の 2 乗に比例する。

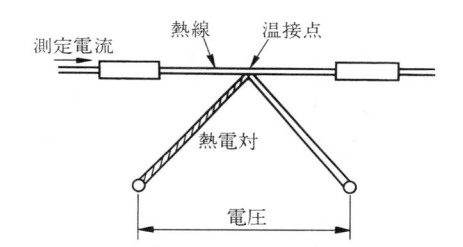

図 6.2　熱　電　形

平均値がゼロの交流でも，指針はゼロを示さない。測定電流の 2 乗の平均値に応じた回転角となる。すなわち，実効値〔式（2.1）参照〕に合わせて目盛を作成することができる。発熱は平均的現象なので，測定電流の時間変化波形によらず，2 乗の平均値を指示する。

（3）静　電　形（electrostatic type）

コンデンサと同様に，「極板間の測定電圧に応じて蓄えられた電荷」による引力を利用する。引力は測定電圧の 2 乗に比例するので，実効値に合わせて目盛を作成することができる。直流では，電荷が蓄えられた後には電流が流れないので，内部抵抗無限大 ∞ に相当し，理想的な電圧測定ができる（6.2.2 項参照）。

（4）可動鉄片形（moving iron type）

測定電流をコイルに流すことによって，磁界を発生させる。その磁界内に置かれた二つの鉄片は磁化され，相互間に斥力が誘導される。斥力は，磁極の強さの 2 乗に比例し，磁極の強さは，測定電流に比例する。すなわち，斥力は測定電流の 2 乗に比例するので，実効値に合わせて目盛を作成することができ

る。

(5) 電流力計形（electrodynamic type）

流れる測定電流の相互間の方向によって生じる2本の導線間の引力，斥力を利用する。可動コイル形において，固定コイルを用い，磁界を発生する側にも測定電流を流した場合と考えればよい。したがって，指針の駆動トルクは，二つの測定電流の相乗積に比例する。すなわち，実効値に合わせて目盛を作成することができる。

可動コイル形では，交流のように測定電流の方向が逆転する場合には，指針の振れが逆転してしまう。他方，電流力計形では二つの電流ともに方向が逆転することによって，働く力の方向は変化しない。したがって，交流の測定が可能となる。

二つの電流のうちの片方を「被測定回路の負荷の両端の電圧に比例した電流」，もう一方を「被測定回路の負荷に流れる電流」にすれば，負荷における電力を指示できる。指針が電力の変動に追従できない場合には，電力の平均値を指示する。

(6) 誘　導　形（induction type）

移動する磁界内に置かれた導体内に流れる誘導電流による電磁力を利用する。二つの固定位置に位相差のある変動磁界を加えると，磁界が移動するのと同様の効果がある。この場合には，二つの磁束の相乗積と位相差の正弦に比例した力を受ける。位相差がゼロでは正弦がゼロとなり，磁界の移動効果は得られず，導体は電磁力を受けない。

測定電流を二つに分流させて相互の間に位相差を与えたうえで磁界を発生させれば，電流の実効値に合わせた指示ができる。電流力計形と同様の方法で，電力の平均値を指示させることも可能である。

以上のように，作動原理によって平均値を指示したり，実効値を指示したりする。おのおのの計器では，測定信号を想定して目盛を用意してある。したがって，想定したのと異なる形の信号を入力した場合には，「目盛」と「正しい

数値」とは対応していないことに注意する（7.1.2項参照）。

6.2.2 電圧・電流計の内部抵抗

電気抵抗の間接測定の例として，電圧降下法による電気抵抗の測定について考えよう。一般に電流計は電気回路に直列に，電圧計は回路に並列に接続することになる。したがって，電流計の内部抵抗がゼロ，電圧計の内部抵抗が∞（無限大）であれば，もとの回路の電流を乱さずにすむ（2.2節参照）。

しかし，実際には，電流計・電圧計ともに有限の内部抵抗をもっている。このため，**図6.3**の（a），（b）2種類の回路は，同じではない。測定抵抗の値Rによって，測定精度を上げやすい回路が異なる。

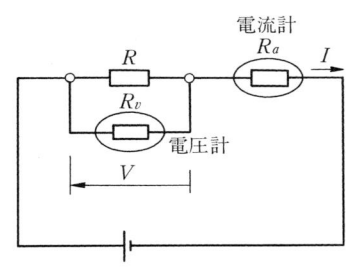

（a）電圧計を測定抵抗に並列に接続した場合

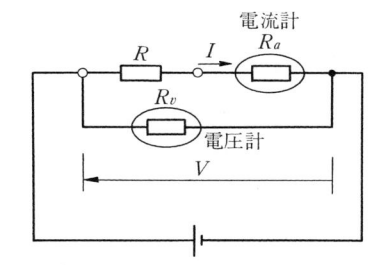

（b）電圧計を測定抵抗および電流計に並列に接続した場合

図6.3 抵抗測定における電流計と電圧計の接続方法

電圧計の内部抵抗をR_v，電流計の内部抵抗をR_a，電圧計において計測される電圧をV，電流計において計測される電流をI，計器の内部抵抗を考慮せずにVとIから算出した抵抗を$R'(R' = V/I)$，RとR'との差をΔRとする。

図（a）の回路の場合。

$$V = IR'$$

$$R\left(I - \frac{V}{R_v}\right) = V$$

$$R\left(I - \frac{IR'}{R_v}\right) = IR'$$

$$R\left(1 - \frac{R'}{R_v}\right) = R'$$

$$R = \frac{R'}{1 - R'/R_v}$$

$$R = \frac{R'R_v}{R_v - R'}$$

$$\varDelta R = |R' - R| = \left|R' - \frac{R'R_v}{R_v - R'}\right| = \left|\frac{R'(R_v - R') - R'R_v}{R_v - R'}\right|$$

$$\varDelta R = \frac{R'^2}{R_v - R'}$$

通常，電圧計の内部抵抗 R_v は，R や R' よりも十分に大きくしてあるので

$$\varDelta R = \frac{R'^2}{R_v} \tag{6.1}$$

図（b）の回路の場合。

$$(R + R_a)I = V$$

$$V = R'I = (R + R_a)I$$

$$R' = R + R_a$$

$$\varDelta R = R' - R = R_a \tag{6.2}$$

式（6.1）および式（6.2）より，$\varDelta R$ と R' との関係は，図 **6.4** のようになる。R' が小さいときには図（a）の回路，R' が大きいときには図（b）の回路のほうが，$\varDelta R$ が小さくなる。

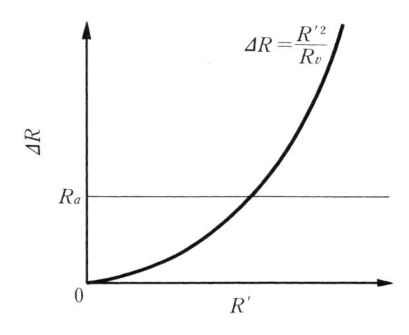

図 **6.4** $\varDelta R$ と R' との関係（R_v は電圧計の内部抵抗，R_a は電流計の内部抵抗）

脳波，心電図（13.2節参照）などの測定においては，電源に相当する生体側に数十kΩの抵抗があるため，内部抵抗が十分に大きい電圧計でなければ電圧を測定できない。

6.3 差　動　法

零位法（表6.1参照）では，平衡しているかどうかを検出する装置が必要である。**検流計**（galvanometer）は，可動コイル形〔6.2.1項の（1）参照〕を高感度化して，微小電流を検出する。ほかに，信号増幅（7.3.1項参照）を利用した電子計器も工夫されている。

6.3.1　直流ブリッジ

ホイートストンブリッジ（Wheatstone bridge）は，零位法によって電気抵抗を測定する。その原理を以下に示す。

図6.5で，Xを未知抵抗，P，Q，Rを既知抵抗とする。ac間に電圧Eを加え，検流計Gに電流が流れていないときを考える。

$$V_{bc} = V_{dc}$$

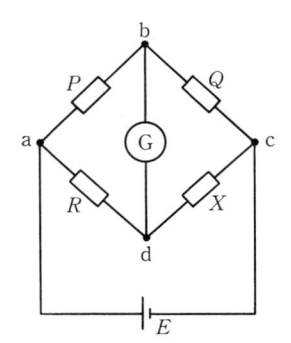

図6.5　ホイートストンブリッジ

$$\begin{cases} V_{bc} = \dfrac{EQ}{P+Q} \\ V_{dc} = \dfrac{EX}{R+X} \end{cases}$$

$$\frac{Q}{P+Q} = \frac{X}{R+X}$$

$$X(P+Q) = Q(R+X)$$

$$XP = QR$$

$$X = \frac{Q}{P}R \tag{6.3}$$

式 (6.3) より，P，Q，R から，未知抵抗値 X が求められる。

電流を流す時間を短く，流す電流を少なくすれば，抵抗の温度が上昇して抵抗値が変化する影響を抑えられる。

（1） ホイートストンブリッジの検流計を流れる電流

テブナンの定理によれば，電源と電気抵抗とを含む回路から二つの端子を出したとき，その二つの端子からみた回路は，一つの電源と一つの電気抵抗の直列回路である等価回路に変換できる。

図 6.5 において，a 点で回路を上下二つに分割する〔**図 6.6（a）**〕。このとき，bc 端子間の回路を，一つの電源 E_{bc} と一つの電気抵抗 R_{bc} の直列接続からなる等価回路に変換する〔図（b）〕。E_{bc} は bc 端子間の電圧，R_{bc} は抵抗 P と抵抗 Q を並列接続した抵抗に対応する〔式 (6.4)〕。

$$E_{bc} = \frac{Q}{P+Q}E$$

$$R_{bc} = \frac{PQ}{P+Q} \tag{6.4}$$

dc 端子間についても同様にして，式 (6.5) を得る。

$$E_{dc} = \frac{X}{R+X}E$$

$$R_{dc} = \frac{RX}{R+X} \tag{6.5}$$

つぎに，bc 間と cd 間を一つにまとめて，bd 端子間の回路を，一つの電源

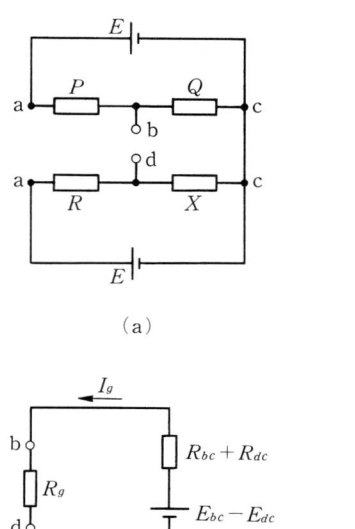

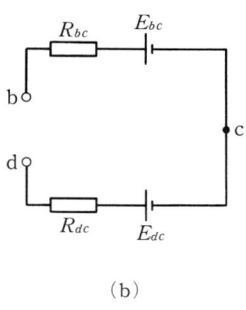

図 6.6 図 6.5 のホイートストンブリッジを上下二つに分けて，各テブナン等価回路としたとき

$E_{bc} - E_{dc}$ と一つの電気抵抗 $R_{bc} + R_{dc}$ の直列接続からなる等価回路に変換する〔図（c）〕。図（c）において，bd 端子間に接続する検流計の抵抗を R_g とすると，流れる電流 I_g は，式（6.6）のようになる。

$$I_g = \frac{E_{bc} - E_{dc}}{R_{bc} + R_{dc} + R_g} \tag{6.6}$$

（2） 比例辺の抵抗

式（6.3）で，Q/P を比例辺と呼ぶ。図 6.5 の端子 a，b，c を**図 6.7** のようにする。すなわち ac 間の抵抗の間に，b_1，b_2，b_3 端子を設け，端子 b をスライドさせて，ab 間と bc 間の抵抗の比率を調整する。例えば，「ab_1 間の抵抗に対して，b_1c 間の抵抗を 10 倍。ab_2 間と b_2c 間の抵抗は同じ。ab_3 間の抵抗に対して b_3c 間の抵抗を 0.1 倍」にするには，式（6.7）を満たすように抵抗 r_1，r_2 を接続すればよい（問 6.4 参照）。

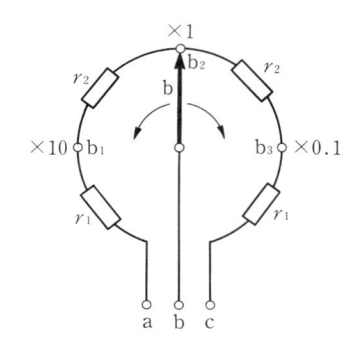

図 6.7 比例辺の抵抗

$$10r_1 = r_1 + 2r_2$$
$$r_1 = \frac{2}{9} r_2 \tag{6.7}$$

6.3.2 交流ブリッジ

コイルやコンデンサでは，電圧と電流との位相がずれる（4.2 節参照）。図 6.5 の回路で，電源に交流を用い，4 辺にリアクタンスを含むインピーダンス $\dot{Z}_1, \dot{Z}_2, \dot{Z}_3, \dot{Z}_4$ を配した場合を，交流ブリッジと呼ぶ（**図 6.8**）。検流計 D に電流が流れない条件は，式（6.3）と同様に式（6.8）となる。

$$\dot{Z}_1 \dot{Z}_4 = \dot{Z}_2 \dot{Z}_3 \tag{6.8}$$

式（4.4）と同様に，j を用いて，インピーダンス Z を抵抗 R とリアクタンス X の合成されたものとして，式（6.9）で表す。

$$Z = R + jX \tag{6.9}$$

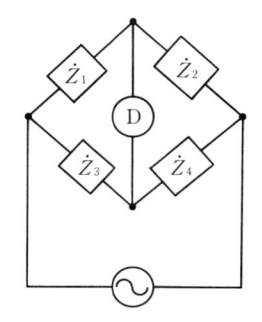

図 6.8 交流ブリッジ

式 (6.9) を式 (6.8) に代入すると，式 (6.10) となる．
$$(R_1 + jX_1)(R_4 + jX_4) = (R_2 + jX_2)(R_3 + jX_3) \tag{6.10}$$
式 (6.10) が成立するためには，式 (6.11) と式 (6.12) が同時に成立する必要がある．式 (6.11) では，$j^2 = -1$ を用いている．

式 (6.10) で j を含まない項：$R_1R_4 - X_1X_4 = R_2R_3 - X_2X_3 \tag{6.11}$

式 (6.10) で j を含む項：　　　$R_1X_4 + R_4X_1 = R_2X_3 + R_3X_2 \tag{6.12}$

また，インピーダンスを絶対値 Z と位相 θ とに分けて考えると，式(6.13)のみならず，式(6.14)も成立する必要がある．
$$Z_1Z_4 = Z_2Z_3 \tag{6.13}$$
$$\theta_1 + \theta_4 = \theta_2 + \theta_3 \tag{6.14}$$
誘導性リアクタンス（電圧の位相が電流よりも進む）と容量性リアクタンス（電圧の位相が電流よりも遅れる）の組合せによっては，平衡しないブリッジがあることに注意する．

6.3.3 電位差計

電位差計では，対象物に電流を流さない状態で電位差を測定できるように工夫されている．すなわち，調整された電流が流れる抵抗に沿って生じている電位こう配を標準量として，被測定電圧と平衡させて測定する（**図 6.9**）．

まず，接点 c をスライドさせて cb 端子間の電位差が 1.018 64 V になるべき目盛の位置に設定し，20℃において cb 端子間に標準電池（3.2 節参照）E_s を

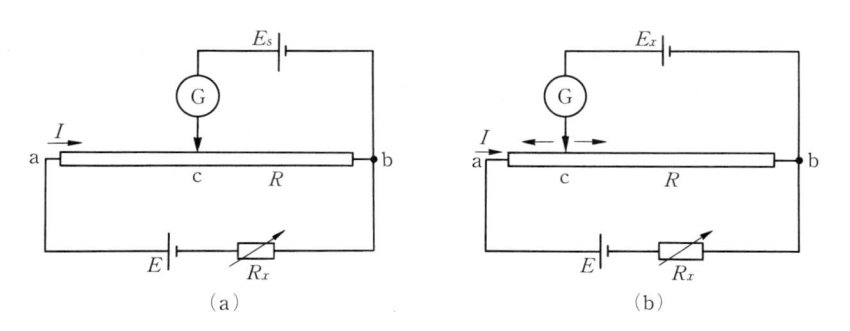

図 6.9 電 位 差 計

接続する。検流計Gにおける電流がゼロになるように，可変抵抗器 R_x の抵抗を加減して電流 I を調整する〔図（a）〕。以上の操作によって，抵抗 R に沿って標準の電位こう配目盛が設定されたことになる。未知の電位差 E_x を cb 端子間に接続して，接点 c をスライドさせ，検流計Gにおける電流がゼロになったときの電位差目盛を読み取る〔図（b）〕。

章末問題

問 6.1 図 6.10 のような波形の周期 T の脈動電流を，永久磁石可動コイル形電流計で測定したところ，3.0 A を指示した。この電流を熱電形電流計で測定すると，その指示はいくらになるか。

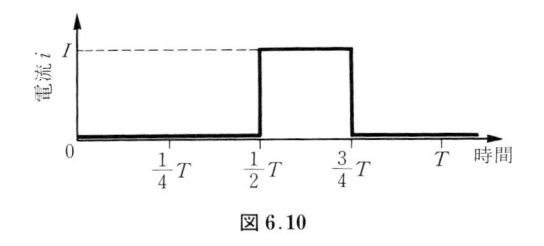

図 6.10

問 6.2 永久磁石可動コイル形計器では正弦波交流の測定は不可能であったが，固定コイルと可動コイルからなる電流力計形計器では，入力電流の極性が変動するような交流の測定も可能である理由を説明せよ。

問 6.3 図 6.5 のホイートストンブリッジにおいて，$E = 3.0\,\text{V}$，$P = 0.30\,\text{k}\Omega$，$Q = 3.0\,\text{k}\Omega$，$R = 0.10\,\text{k}\Omega$，$X = 1.1\,\text{k}\Omega$ のとき，内部抵抗 $R_g = 10\,\Omega$ の検流計Gを流れる電流を求めよ。

問 6.4 図 6.7 のホイートストンブリッジの比例辺の抵抗 r_1 および r_2 の値を決定せよ。ただし，ac 端子からみた抵抗の値を $3.30\,\text{k}\Omega$ とせよ。

問 6.5 図 6.11 の (a) および (b) の交流ブリッジのうち平衡がとれるものについて，抵抗 R の値を求めよ。

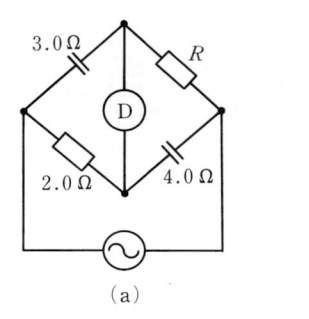

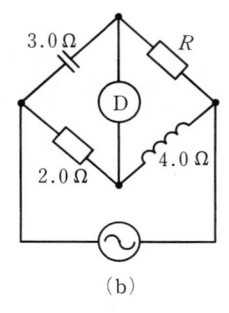

(a)   (b)

図 6.11

7 生体信号の調整

本章では，生体から受け取った信号を，定量しやすい形に調整する工夫について学習する。

7.1 信号調整の種類

検出された信号は，微弱すぎたり，他の信号と合成されていたりして，定量しにくい場合がある。この場合には，定量しやすい形に調整しなければならない。**表**7.1 に信号調整の種類をあげる。

表 7.1 信号調整の種類

分　　類	例
不要な信号の削減	平均，雑音の除去
信号の選択 ・流れる方向の選択 ・周波数選択	 整流 フィルタ
測定範囲の拡大 ・信号の縮小 ・測定条件変化分の補正	 分流器，倍率器 温度補償，周波数補償
信号の拡大	増幅，副尺
信号の組合せ	加算，重みづけ，力率

例えば，レンズを用いれば，光学的に信号を拡大，縮小できる（顕微鏡，望遠鏡など）。回転弧の長さの拡大，縮小においては，回転半径の長さによって，

回転弧の長さを機械的に拡大,縮小できる.力学信号の場合には,てこの原理によって,信号を拡大,縮小できる.すなわち,てこの腕の長さの比率によって,力を拡大,縮小できる.信号の一部分を測定するのか,全体を測定するのかによって,これらの拡大・縮小法を使い分ける.

7.1.1 雑音の除去

目的とする信号に混入してくる信号を**雑音**(noise)と呼ぶ.表7.2に,雑音の除去の方法を例示する(問7.1参照).

表7.2 雑音の除去の方法・対策例

方法	対策例
雑音が混入する機会を減らす	センサを測定対象物と密着させる
雑音の発生原因を除く	熱雑音を除く.電源回路からの独立性を確保する
目的とする信号の性質を利用	フィルタ,トリガー,同期
雑音のランダム性を利用	平均値,複数周期の信号を加算

信号をセンサで検出する段階で,雑音が混入する機会を減らす.雑音は,絶対温度に比例する.電子の運動が,物質を構成する格子の振動によってかく乱されるためである.この雑音を熱雑音と呼ぶ.雑音のエネルギー E_n は,絶対温度 T の平方根に比例する($E_n \propto \sqrt{T}$).

電源からエネルギーを受けて計測する場合は,電源回路からの雑音混入経路を遮断する.目的とする信号の周波数帯域がわかっている場合には,フィルタによって必要な周波数の信号を選択的に集める.または,フィルタによって不要な周波数の信号を除く.トリガー(2.1節参照)の設定を利用して,適切なタイミングによって信号を拾う.信号の位相や周波数に合わせることを,**同期**(synchronism)と呼ぶ.

雑音は,十分な数の**標本**(sample)値のなかには,正負,大小,**任意**(random)に混入してくる.したがって,測定時間を十分に長く,または測定空間を十分に広くとって平均すれば,ゼロに近づく.位相や周波数が判定できるときには,複数周期の信号を加算する.逆に,瞬間的に,あるいは,無限小の空

74   7. 生体信号の調整

間だけに限定して信号を拾うことは困難である。

　信号と雑音の比を，両者の頭文字をとって **SN 比**（signal to noise ratio）と呼ぶ。この SN 比は，エネルギーの比で表される。単位時間当りでは，仕事率の比，すなわち電力の比で算出する。電気抵抗一定のもとでは，電圧の 2 乗の比に代えて算出できる。

$$\frac{S}{N} = \frac{（信号電力）}{（ノイズ電力）} = \frac{（信号電圧）^2}{（ノイズ電圧）^2} \tag{7.1}$$

　比なので，無次元（1.2.2 項参照）であるが，dB（7.3.2 項参照）という単位を用いて表すと，大きさを把握しやすい。

　臨床医学における診断は，間接測定（6.1 節参照）であり，複数の測定値から間接的に目的とする評価値を求める。しかし，個々の測定値の間の関係が量的に確立されていない。このような場合に，総合的に判断された事例に基づいて測定値ごとに「重みづけ」を行い，数式で表現する手法がある。

7.1.2　整　　　流

　最大・最小値や振幅を測定するには，流れの方向を統一するか，逆方向流れを除去した信号のほうが扱いやすい。流れの方向をそろえることを**整流**（rectification）と呼ぶ。電気信号では，半導体素子のダイオード（3.2 節参照）がよく用いられる（**図 7.1**）。

　実効値〔式 (2.1) 参照〕の平均値に対する比 a を**波形率**と呼ぶ。「正弦波の実効値 I_1」の「正弦波の全波整流〔図 (b)〕の平均値 I_2」に対する比は，$a = 1.11$ である（問 7.2 参照）。

$$a = \frac{（実効値）}{（平均値）} \tag{7.2}$$

　「**整流形電流計**」では，整流後の電流を可動コイル形計器に導く。指針の回転角は，電流の時間平均値によって決まる。目盛を実効値で直読できるように，平均値に波形率を乗じてある。したがって，正弦波以外では，波形率が異なることによる誤差（9.1 節参照）が生じる。また，ダイオードでは，図 3.2

(a) 半波整流

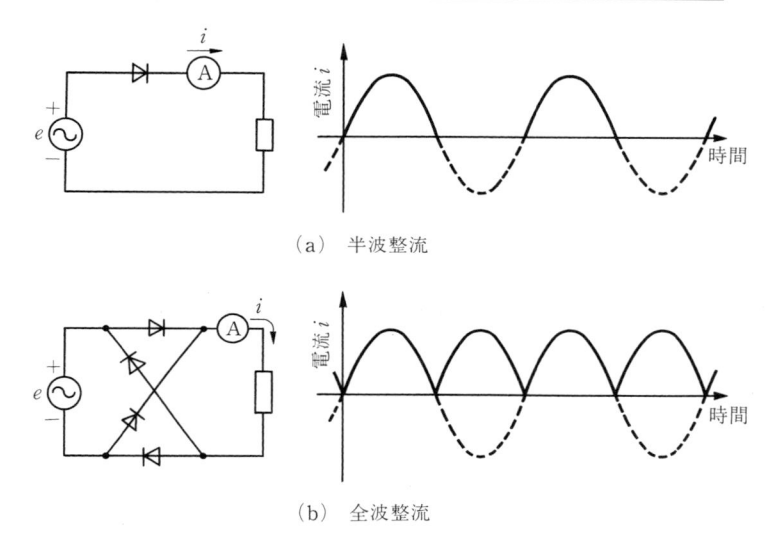

(b) 全波整流

図 7.1 整　流（●印は接点）

のように順方向の電圧が V_0 以下では，電流が流れない．したがって，電圧が低い領域では，波形がひずみ，目盛が比例しない．

　半導体素子を用いて，電流の流れの向きを検出することによって，波の数を数えることができる．一定時間の波の数を数えれば，周波数を測定することができる（周波数カウンタ）．

7.1.3　フィルタ処理

　センサによって信号を検出する際にも，信号を選択する（4.2 節参照）が，信号の定量の段階でも，信号を選択する．信号選択装置を**フィルタ**（filter）と呼ぶ．

　物質粒子の存在や化学物質の濃度を測定する場合，「ふるい」や「半透膜」を用いて，粒子や分子をその大きさや荷電状態によって区分する．血球透過フィルタは，血球をその変形性によって区分するのに用いられる（11.2 節参照）．

　コンデンサでは，直流は通過できないが，交流は周波数が高くなるほど減衰

せずに通過する（4.2節参照）。この性質を利用して，電気信号を周波数によって区分することができる。コンデンサによって不要な高周波を逃がして減衰させたり（平滑化），コンデンサによって不要な低周波をせき止めて減衰させたりする。LC共振回路（3.2節参照）の周波数選択性も，フィルタに応用できる。

7.2　測定範囲の拡大

各測定器では，測定できる信号の範囲が決まっている。測定範囲を拡大するためには，複数の計器を組み合わせて用いるか，計器への入力信号を削減する。静電形電圧計〔6.2.1項の(3)参照〕を直列接続して電圧の測定範囲を広げるのは，前者の例である（問7.4参照）。分流器や倍率器を用いて計器への入力電流を減らすのは，後者の例である。

7.2.1　分　流　器

定量用の信号経路に対して，並列に信号の流れ道を接続する。つまり，信号の一部分のみが，定量用の信号経路を通るようにする。この並列に接続した信号の流れ道を，**分流器**（shunt）と呼ぶ（図7.2）。電流計の分流器の電気抵抗値 R_s を小さくするほど，大きな電流 I を測定できるようになる（問7.5参照）。分流器を入れることによって，計器全体の内部抵抗は，もとの r から $(rR_s)/(r+R_s)$ へと低くなる。電流計の内部抵抗は低いことが理想である（6.2.2項参照）ので，一石二鳥である。

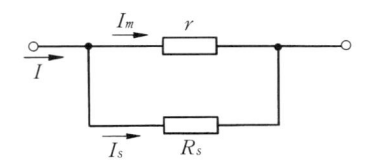

図7.2　分流器（定量用経路の抵抗 r，電流 I_m：分流経路の抵抗 R_s，電流 I_s：測定電流 I）

7.2.2 倍　率　器

電流計と直列に電気抵抗を接続して，測定電圧を電流値によって定量する。この直列に接続した電気抵抗を，**倍率器**（multiplier）と呼ぶ（図7.3）。倍率器の抵抗値を大きくするほど，大きな電圧を測定できるようになる（問7.6参照）。倍率器を入れることによって，計器全体の内部抵抗が高くなる。電圧計の内部抵抗は高いことが理想であるので，一石二鳥である。

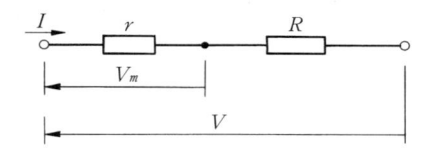

図7.3 倍率器（rにおいて定量する電圧をV_m，電流をI，倍率器の抵抗をR，$r+R$における測定端子間電圧をVとする）

抵抗の測定においては，電源から一定の電圧を加えたときに流れる電流を測定する。抵抗が高くなるほど流れる電流が減少する。分流器，倍率器，整流器，電源などを備え，直流電流，直流電圧，抵抗，交流電圧の測定を可能にした計器を**テスタ**と呼ぶ。

7.2.3　測定条件変化分の補正

「測定条件の変化による計測システムへの影響」が小さくなるようにすることを，**補償**（compensation）と呼ぶ。

例えば，環境温度（3.4節参照）による変化分を消去する工夫（問7.7参照）のことを，温度補償と呼ぶ。

周波数の変化による影響を消去する工夫のことを周波数補償と呼ぶ。例えば，コイルに被測定電流を導く計器においては，周波数が高くなるとコイルのリアクタンスが増加して，流れる電流が減少する。電流の減少分を補償するには，周波数が高くなるとリアクタンスが小さくなるコンデンサの性質を利用する。例えば，コンデンサを含む抵抗回路を直列に接続しておく。

いかに安定した計測システムを用意しても，センサと測定対象物との境界（4.2節参照）をはじめとするさまざまな要素において，状態の変化が生じて

78　7．生体信号の調整

しまう。したがって，測定状態を定期的にチェックする必要がある。計測システムを標準測定状態，標準環境（標準溶液など）に設定して，入力と出力との関係を検定する。必要に応じて標準信号（3.2節参照）を入力して，基準点や定量目盛の状態変化に伴う補正を行う（12.3節参照）。これを**校正**（calibration）と呼ぶ。

7.3　信号の拡大

　信号の拡大法を**表7.3**のように分類してみる。

表7.3　信号の拡大法

方法の分類	例
（A）入力信号のエネルギーだけを用いる	望遠鏡
（B）他から供給されたエネルギーを用いる	演算増幅器
（a）全体を一様に拡大	
（b）部分的に拡大	副尺法

　細部を観察する場合には，信号を時間・空間的に拡大することが多い。しかし，計測データの分解能（2.1節参照）は信号を取り込むところ（4章参照）で決まっている。後で，それ以上に分解能を上げることはできない。例えば，1 μsごとに取り込んだデータを時間方向に引き伸ばして（ゆっくりと時間をかけて再生して）も，0.5 μsごとのデータを読み取ることはできない。適切な仮定に基づいて推定するしかない。

　アナログ（8.1節参照）的にデータを取り込んでいる場合も同じである。信号の総量は一定のままで信号の領域を拡大すれば，信号の密度は低くなる。したがって拡大しすぎると，信号がまばらになって観察しにくくなることもある。

7.3.1　信号の増幅

　表7.3の（A）の方法では，信号の検出段階で取り込んだエネルギー以上の出力は得られない。エネルギー保存の法則に従う。拡大に伴ってエネルギーの総

7.3 信号の拡大

量が勝手に増えたりはしない。エネルギーの総量は一定のままで拡大すると，エネルギー密度が低下する。

例えば，望遠鏡では，対物レンズの大きさによって，単位時間に取り込む光のエネルギーの総量が決まる。結像段階で拡大しすぎると，像が暗くなってしまう。したがって，拡大率に対して十分な大きさの対物レンズが必要である。

他方，(B)の方法では，入力信号を出力信号の制御に用いる。入力信号に従って，他から供給されたエネルギーを制御して出力する。その例として，**演算増幅器**（operational amplifier）を用いた増幅回路がある。「出力電圧の振幅」の「入力電圧の振幅」に対する比を「**増幅率**」と呼ぶ。

増幅回路にあらかじめ加えられている電源電圧の大きさが，出力電圧の限界を決める。入力信号のエネルギーが，どこからともなく生まれてきたエネルギーによって，増やされて出力されているわけではない。入力のわずかな電圧に応じて，電源電圧を用いて電圧を出力する。

演算増幅器は，**図 7.4** のように，正電源端子，負電源端子，正相入力端子，逆相入力端子，出力端子を有している。正相入力端子と出力端子との間では，交流電圧波形の位相がずれない。逆相入力端子と出力端子との間では，電圧波形の位相が π だけずれる。

出力端子に出力できる電圧 v_0 は，負電源端子に加えた電源電圧 $-E_1$ から，正電源端子に加えた電源電圧 $+E_2$ までの範囲である。正相入力端子と逆相入力端子との間の電位差 v_i が，$10^5 \sim 10^6$ 倍（増幅率）程度に増幅されて出力端

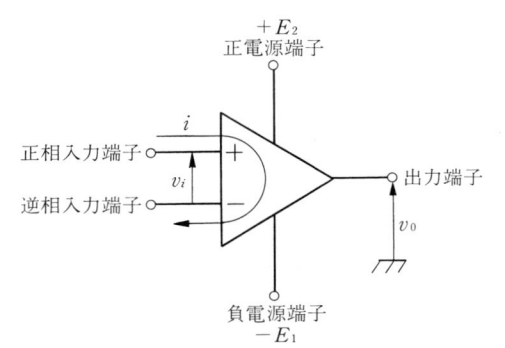

図 7.4 演算増幅器（$-E_1 < v_0 < +E_2$, $v_i \ll v_0$, $i = 0$）

子に出力される（v_0）。正相入力端子と逆相入力端子との間には，ほとんど電流 i が流れない（インピーダンスが十分に大きい）。

　この演算増幅器で入力端子間の電圧を増幅して出力すると，電源電圧の変動や，発熱に伴う温度変化による回路素子の性質の変動のために，安定した増幅を得にくい。出力を安定させる方法の例として，出力の一部を逆相入力端子に入力する。これを**負帰還**（negative feedback）と呼ぶ。これによって，出力の一部が符号反転されて（π だけずれて）入力され，出力が減少するが増幅率は安定する。

　図 7.5 において，入力 v_1 が，a 倍されて出力される。その出力のうちの一部である $\beta a v_1$ を負帰還させる。すなわち，$\beta a v_1$ の位相を π だけずらせて $-\beta a v_1$ として，入力電圧と合成する。新たな入力電圧は，v_1 より $-\beta a v_1$ だけ減少する。この入力電圧が，a 倍されて出力される。という繰返しによって，収束する電圧が出力となる。

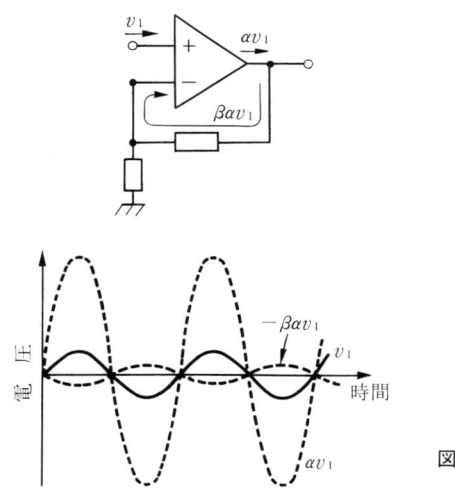

図 7.5　負帰還

　図 7.6 は，負帰還により，抵抗を流れる電流による電圧降下の比率によって安定した増幅率を維持する例である。あまり増幅率を上げすぎると不安定になりやすいので，10～100 倍程度の増幅率に抑えることが多い。

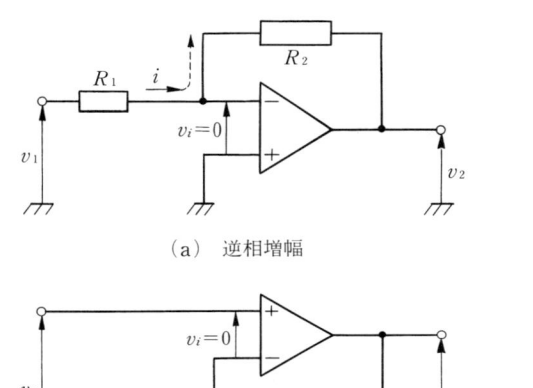

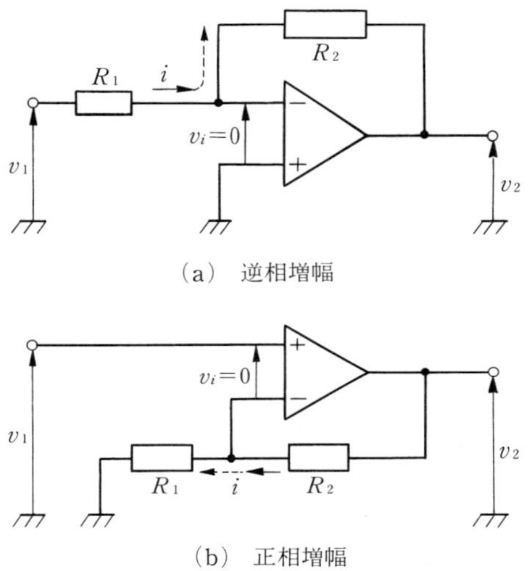

(a) 逆相増幅

(b) 正相増幅

図7.6 増幅回路

　演算増幅器において，出力電圧に比べて入力端子間の電圧を十分に小さいものとして，$v_i=0$と考える。また，入力端子間に電流iが流れないと考える。すると，図7.6（a）において式（7.3）の関係が得られる。また，図（b）において式（7.4）の関係が得られる。

$$\frac{v_2}{v_1} = -\frac{R_2}{R_1} \tag{7.3}$$

$$\frac{v_2}{v_1} = \frac{R_1 + R_2}{R_1} \tag{7.4}$$

　逆に出力の一部を正相入力端子に入力する場合を，正帰還と呼ぶ。正帰還では，出力の一部がそのまま入力に加算され，入力が増加し，出力が発散する。

　図7.7において，入力v_1がa倍されて出力される。その出力のうちの一部である$\beta a v_1$を正帰還させる。すなわち，$\beta a v_1$の位相をそのままにして$+\beta a v_1$として入力電圧と合成する。新たな入力電圧は，v_1より$\beta a v_1$だけ増加する。この入力電圧がa倍されて出力される。という繰返しによって，出力電圧はつぎつぎに増加し発散する。この性質は発振に利用される（3.2節参照）。

　また，入力端子間電位差Δvがゼロかどうかを検定する方式で，校正に応用できる。標準電圧の校正では，ツェナーダイオードによる定電圧（問3.3参

7. 生体信号の調整

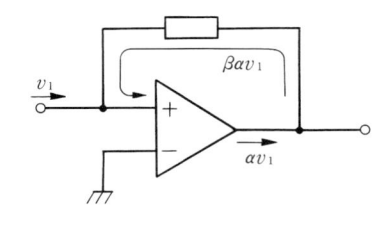

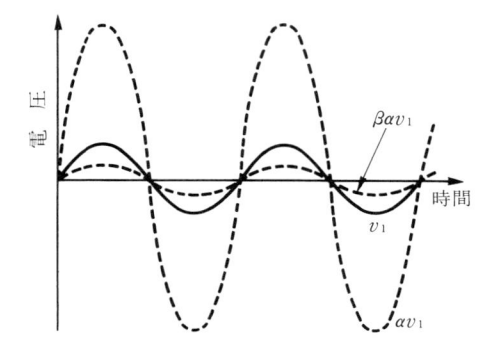

図7.7 正帰還

照）を，校正される電圧計の電圧と比較して，平衡させたときの誤差を増幅することによって，平衡の精度を上げる（図7.8）。すなわち，増幅器において，出力電圧を正帰還させる。出力電流を抵抗によって電圧に変換して正帰還させれば，標準電流の校正となる。

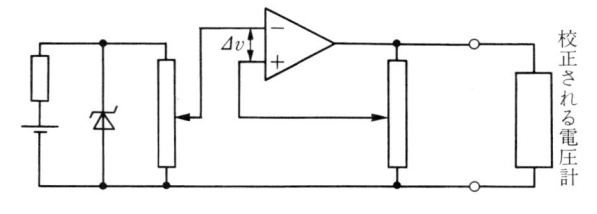

図7.8 標準電圧の校正

信号を増幅回路に入力して増幅しようとする場合，信号源および信号入力回路に含まれる抵抗 R_1 に比べて，増幅回路の入力インピーダンス R_i を十分に大きくしておかないと，入力段階で信号電圧 v_1 が $v_i = \{R_i/(R_i + R_1)\}v_1$ に減衰してしまう。また，出力側に接続する抵抗 R_2 に比べて，増幅回路の出力イ

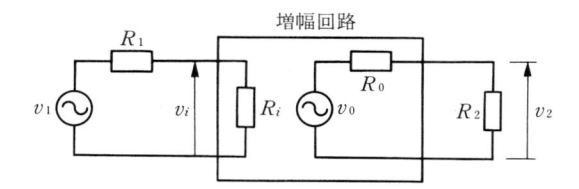

図 7.9 増幅回路の入力インピーダンス R_i と
出力インピーダンス R_0

ンピーダンス R_0 が十分に小さくないと，出力段階で信号電圧 v_0 が $v_2 = \{R_2/(R_0 + R_2)\}v_0$ に減衰してしまう（図 7.9）。

外部から受け取った信号を契機として，増幅された効果を出力するためには，内部で出力のための準備がなされていなければならない。信号自体が，応答のための駆動力を有しているわけではない。細胞の応答において，あらかじめ細胞の内外でイオン濃度差が用意されていて，細胞膜チャンネルの開閉に応じて出力が制御されるのと類似している。この準備の部分においては，エネルギーが余分に消費される。このことが，増幅器における発熱の原因になる。

重力場では，液面からの深さに比例して圧力が増加する。

（液体圧力）＝（液体の密度）×（重力加速度）×（液面からの深さ）

(7.5)

このとき，液面からの深さが同じでも密度が高いほど圧力が高くなる。すなわち，密度を高めることによって，「液面からの深さ」という信号を増幅でき

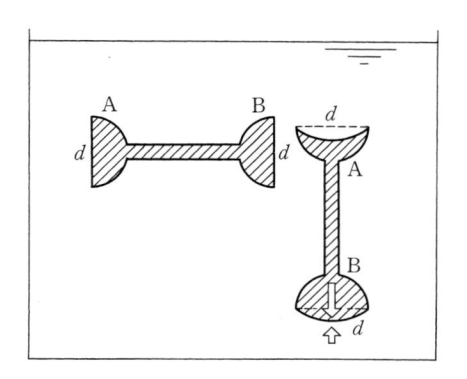

図 7.10 密度による水位差の検出

る。例えば，**図7.10**において，水中において水よりも密度の高い液体をAB間に封入しておく。AB間に水位差が生じ，BがAよりも深い位置になるとBにおいて内外圧差が生じ，ダイヤフラム d が変形する。姿勢検出器に応用できる。

7.3.2 デ シ ベ ル

増幅においては，何倍かに増幅したものを，さらに何倍という具合に繰り返すことがある。この繰返しは乗算になるが，対数を利用すれば，加算で処理できるので便利である。

電力 P_2 の P_1 に対する比を常用対数で表した数値に，ベル（bel）という単位を付ける。この単位は，倍数を表すだけで，無次元（1.2.2項参照）である。さらに，この単位の1/10の単位を，接頭語（表1.5参照）を付けて，**デシベル**（decibel）と呼び，dBと書く。このdBで表した増幅の度合いを**利得**（gain）と呼ぶ。電力の利得（dB）は，式（7.6）で算出される。

$$G_p = 10 \log_{10}\left(\frac{P_2}{P_1}\right) \tag{7.6}$$

電力の100倍は20 dB，1 000倍は30 dBとなる。

電気抵抗が一定のとき，電力は電圧の2乗また電流の2乗に比例する。

$$（電力）=（電圧）\times（電流）= \frac{（電圧）^2}{（電気抵抗）}$$
$$=（電流）^2 \times（電気抵抗） \tag{7.7}$$

式（7.6）において P_1 を V_1^2 または I_1^2 に，P_2 を V_2^2 または I_2^2 に置き換えると，次式が得られる。

$$G_v = 20 \log_{10}\left(\frac{V_2}{V_1}\right) \tag{7.8}$$

$$G_i = 20 \log_{10}\left(\frac{I_2}{I_1}\right) \tag{7.9}$$

実際には，電圧や電流で倍率を表すことが多いので，式（7.8）や式（7.9）がよく使われる。dBは相対的な単位であるが，基準を定めれば絶対値を表すこ

ともできる。電力において 1 mW を基準にとれば，100 mW は 20 dB（20 dB$_m$ と表示）となる。

7.3.3 部 分 拡 大 法

入力信号と比例した関数で信号を拡大しようとすれば，領域全体を拡大しなければならない。それに対して，6.1 節の補償法で学んだように，入力信号の一部分を拡大する〔表 7.3（b）〕のであれば，関数の全領域を拡大する必要はない。例えば，入力信号と比例しない関数を用いれば，便利である（**図 7.11**）。

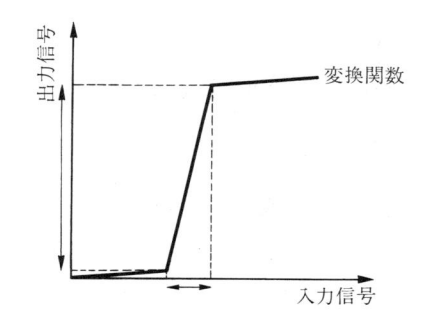

図 7.11 入力信号と比例しない関数を用いた入力信号の一部分の拡大（S 字曲線の利用。一部分を拡大し他の部分を圧縮する）

例えば，画像信号において，際立たせたいレベルで明暗の差を広げる。すると，両者の境界線が明確になる。

脈流（2.1 節参照）は，**直流成分**（bias）と交流成分とに分けられる。特に，交流成分を拡大したい場合には，直流成分を除いた部分を増幅すればよい。

目盛の細かさを保ったまま測定範囲を広げていこうとすれば，目盛の量は膨大なものとなっていく。特に必要な部分だけに細かい目盛をつくれるようにする工夫が有効である。

11 個の電気抵抗 R を直列に接続し，その二つにまたがる形で「10 個の（1/5）R を直列接続したもの」を並列に接続する。並列接続の部分の合成抵抗は R となり，全体の抵抗は $10R$ である。

7. 生体信号の調整

$$\frac{2R \times \{10 \times (1/5)R\}}{2R + 10 \times (1/5)R} = R \tag{7.10}$$

これによって，電気抵抗を R の 1/10 の刻みで段階的に変えられるようになる。この機構を繰り返し用いれば，つぎつぎに 1/10 の刻みのけたが増えていく（図 7.12）。

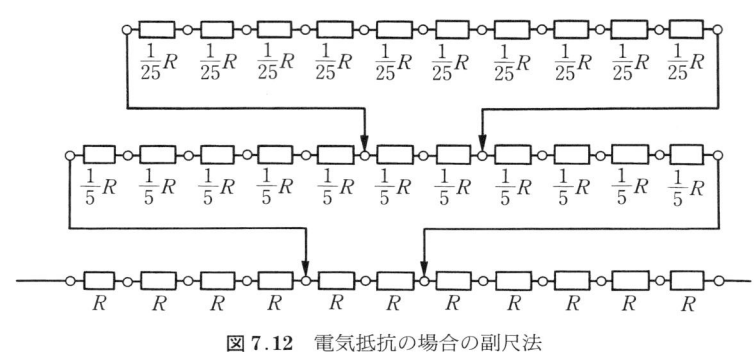

図 7.12　電気抵抗の場合の副尺法

主尺の n 目盛分を $(n+1)$ 等分した目盛をもつ**副尺**（vernier）を用意する。「主尺の一目盛と副尺の一目盛との長さの差」δ は $n = 19$ では，主尺の一目盛の 0.05 倍となる。主尺の目盛からずれた分の長さは，「主尺と副尺の目盛が

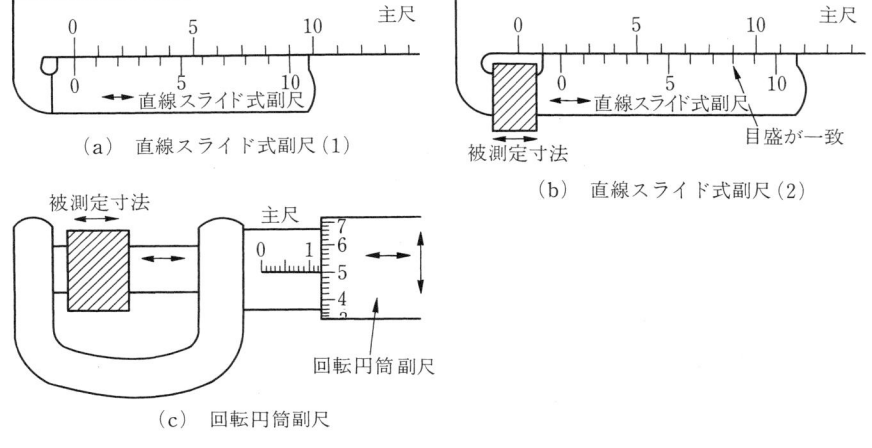

（a）直線スライド式副尺（1）

（b）直線スライド式副尺（2）

（c）回転円筒副尺

図 7.13　副　　尺

はじめて一致したところまでの副尺の目盛数」に δ を乗じた長さとなる。**図 7.13（a）** においては，$n=9$ で，δ は，主尺の一目盛の 0.1 倍。図（b）で 1.8 と読む。

$$\delta = 1 - \frac{n}{n+1} = \frac{1}{n+1} \tag{7.11}$$

「一周して主尺の一目盛分だけ進むようなねじで」回転する円筒副尺を用意する〔図（c）〕。この円筒面上に目盛を付けて回転角を読み取れば，主尺の一目盛をさらに細かくして長さを測定することが容易になる。

7.3.4 信号の組合せ

同じ信号をうまく重ねることができれば，強調することができる。信号を加算する方法では，この効果をねらっている。また，加算によって，ランダムな誤差がゼロに近づくことも期待できる（表 7.2 参照）。

例えば，図 4.3（a）のひずみセンサを二つ用いて，図 6.5 のようなブリッジ回路を組み立てる。このとき，**図 7.14** のように配線する。材料が引っ張られる前の bd 間の電圧を，ゼロに調整する。材料が引っ張られると，ひずみセンサの抵抗値 P，X ともに増加する。X だけが増加するときよりも bd 間に発生する電圧 V が大きくなるので，信号を強調できる。電源電圧 E が，電圧 V のエネルギー源となる。

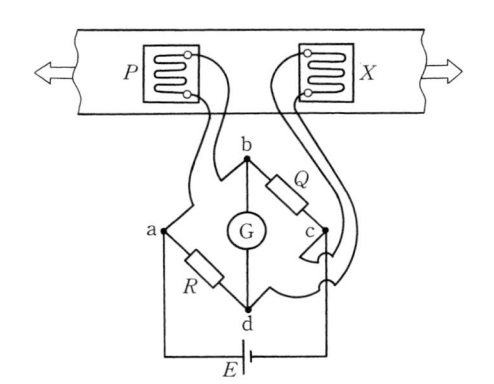

図 7.14 ひずみセンサのブリッジ回路

ほかにも,「濃度が希薄で測定できないときに濃縮する。個体数が少なすぎて測定できない菌や細胞を,培養して増やす。DNA（1.3節参照）を複製によって増やしてから測定する」などの加算法がある。

コンピュータなどの利用によって,重みづけして（係数を乗じて）から加算するなどの演算処理も容易になる。

7.3.5 力率

瞬時電力 p は瞬時電圧 e と瞬時電流 i との積である。

$$p = ei \tag{7.12}$$

時間平均電力 P は一周期の積分から

$$P = \frac{1}{T}\int_0^T p\,dt \tag{7.13}$$

電圧および電流が正弦波交流の場合を考える。リアクタンス素子が含まれる場合には,電圧と電流の位相がずれる〔式（4.4），（4.5）参照〕。電流の位相が θ だけ電圧よりも遅れているとする（**図7.15**）。電圧の最大値 E_m は実効値 E の $\sqrt{2}$ 倍,電流の最大値 I_m は実効値 I の $\sqrt{2}$ 倍である〔式（2.3）参照〕。

$$e = \sqrt{2}\,E\sin\omega t$$
$$i = \sqrt{2}\,I\sin(\omega t - \theta) \tag{7.14}$$

式（7.14）を式（7.12）に代入すると[†]

$$\begin{aligned}p &= (\sqrt{2}\,E\sin\omega t)\{\sqrt{2}\,I\sin(\omega t - \theta)\} \\ &= 2EI(\sin\omega t)\{\sin(\omega t - \theta)\} \\ &= EI\{\cos\theta - \cos(2\omega t - \theta)\}\end{aligned} \tag{7.15}$$

式（7.15）で,$\cos(2\omega t - \theta)$ は瞬時電力が電圧や電流の半分の周期で変動することを表している。この項を一周期 T について積分するとゼロとなるので,p の平均値 P は,式（7.16）となる。

$$P = EI\cos\theta \tag{7.16}$$

この P を**有効電力**(effective power)と呼び,単位は W（ワット）である。

[†] 2.1節の脚注参照

7.3 信号の拡大

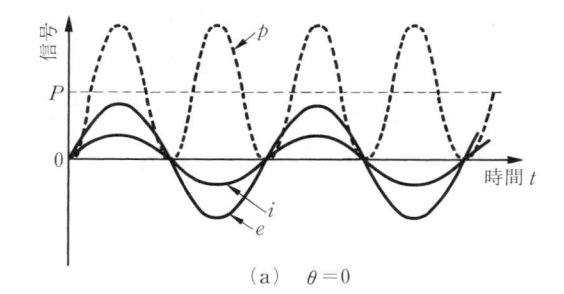

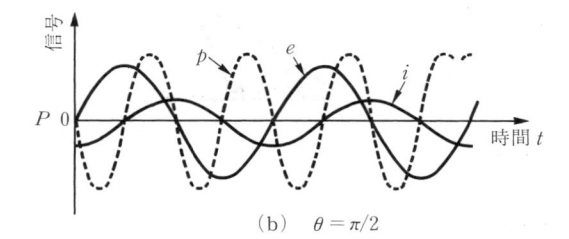

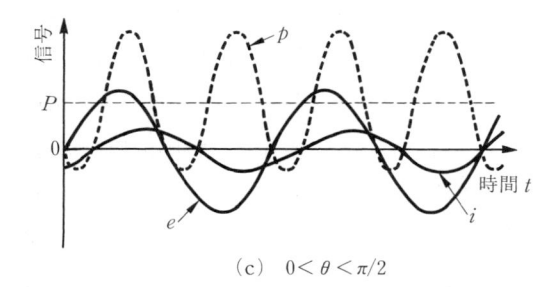

(a) $\theta = 0$

(b) $\theta = \pi/2$

(c) $0 < \theta < \pi/2$

図7.15 電流 i の電圧 e からの位相遅れ θ と瞬時電力 p およびその平均値 P

実効値の積 $P_a = EI$ を**皮相電力**（apparent power）と呼び，単位にVA（ボルトアンペア）を用いる。$\cos\theta$ を**力率**（power factor）と呼ぶ。皮相電力に力率を乗じたものが，実際に負荷で消費される電力（有効電力）である。これに対して，$P_r = EI\sin\theta$ を**無効電力**（reactive power）と呼び，単位にvar（バール）を用いる。

抵抗では，位相のずれはなく，$\theta = 0$ である。したがって，力率は1であり，有効電力は電圧と電流との積となる。他方，エネルギー損失のないコイルやコンデンサ（5.1.1項参照）では，位相のずれは $\theta = \pm\pi/2$ である。した

がって，力率は 0 であり，有効電力は 0 である〔図 7.15(b)〕。すなわち，負荷と電源との間で相互にエネルギーをやりとりするだけで，電力の消費がない。

力率を求める方法の例として，3電圧計法および3電流計法を示す。どこの区間について，電圧と電流との間の位相差を測定するかに注意する。

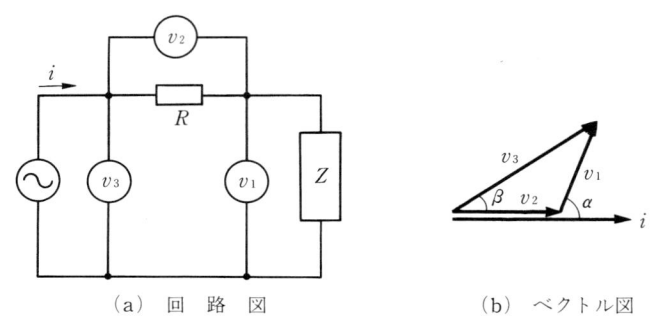

(a) 回 路 図　　　　　(b) ベクトル図

図 7.16　3 電 圧 計 法

3電圧計法（**図 7.16**）では，負荷 Z に直列に抵抗 R を接続する。電圧計の内部抵抗が十分に大きく，電源からの電流 i のすべてが抵抗および負荷に流れるとすると，以下の関係が成り立つ。「負荷」，「抵抗」，「電源」の両端の電圧 v_1，v_2，v_3 を測定する。抵抗においては，電圧 v_2 と電流 i とは同位相である。負荷における電圧 v_1 と電流 i との間の位相差 α は，抵抗にかかる電圧 v_2 と負荷にかかる電圧 v_1 との間の位相差に等しい。また，電源からみた電圧 v_3 と電流 i との間の位相差 β は，電源にかかる電圧 v_3 と抵抗にかかる電圧 v_2 との間の位相差に等しい。これらの位相差は，負荷の両端の電圧 v_1 と抵抗の両端の電圧 v_2 とのベクトル和が，電源の電圧 v_3 に等しいことから，求められる。すなわち，電圧についてのベクトル（2.1節参照）の三角形（実効値 V_1，V_2，V_3）に余弦定理を適用して，力率 $\cos \alpha$，$\cos \beta$ を算出する。

$$V_3^2 = V_1^2 + V_2^2 - 2V_1 V_2 \cos(\pi - \alpha) \tag{7.17}$$

$$\cos \alpha = \frac{V_3^2 - V_1^2 - V_2^2}{2V_1 V_2}$$

$$V_1^2 = V_2^2 + V_3^2 - 2V_2 V_3 \cos \beta \tag{7.18}$$

$$\cos\beta = \frac{V_2^2 + V_3^2 - V_1^2}{2V_2V_3}$$

3電流計法（図7.17）では，負荷 Z に並列に抵抗 R を接続する．電流計の内部抵抗が十分に小さく，電源の電圧 v のすべてが抵抗および負荷に加わるものとすると，以下の関係が成り立つ．

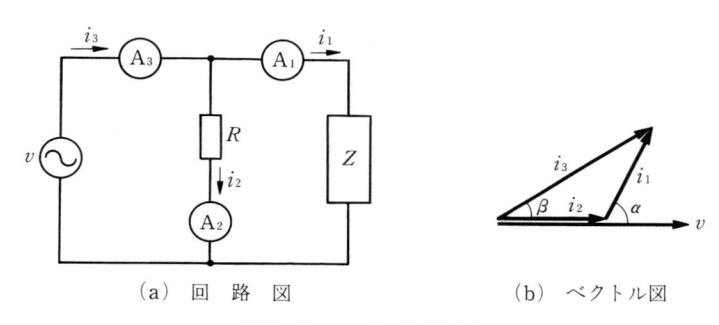

(a) 回路図　　　(b) ベクトル図

図7.17 3電流計法

「負荷」，「抵抗」，「電源」に流れる電流 i_1, i_2, i_3 を測定する．抵抗においては，電圧 v と電流 i_2 とは同位相である．負荷における電圧 v と電流 i_1 との間の位相差 α は，抵抗を流れる電流 i_2 と負荷を流れる電流 i_1 との間の位相差に等しい．また，電源からみた電圧 v と電流 i_3 との間の位相差 β は，抵抗を流れる電流 i_2 と電源から流れ出る電流 i_3 との間の位相差に等しい．

これらの位相差は，負荷に流れる電流 i_1 と抵抗に流れる電流 i_2 との和が，電源から流れ込む電流 i_3 に等しいことから，求められる．すなわち，電流についてのベクトル（2.1節参照）の三角形（実効値 I_1, I_2, I_3）に余弦定理を適用して，力率 $\cos\alpha$, $\cos\beta$ を算出する．

$$I_3^2 = I_1^2 + I_2^2 - 2I_1I_2\cos(\pi - \alpha) \tag{7.19}$$

$$\cos\alpha = \frac{I_3^2 - I_1^2 - I_2^2}{2I_1I_2}$$

$$I_1^2 = I_2^2 + I_3^2 - 2I_2I_3\cos\beta \tag{7.20}$$

$$\cos\beta = \frac{I_2^2 + I_3^2 - I_1^2}{2I_2I_3}$$

電力の測定法としては,「瞬時の電圧と電流との積を測定する方法(電流力計形,誘導形)。電圧および電流の実効値と力率(位相差)を測定する方法。発熱量のように,電力に比例する量を測定して,間接的に電力を測定する方法(熱電形)」などがある(表 6.2 参照)。

▌▌▌▌▌▌▌▌▌▌▌▌▌▌▌▌▌▌▌▌▌▌▌▌ 章 末 問 題 ▌▌▌▌▌▌▌▌▌▌▌▌▌▌▌▌▌▌▌▌▌▌▌▌

問 7.1 脳神経系の電気信号の測定において,ノイズを減らす方法をあげよ。

問 7.2 「正弦波の実効値 I_1」の「正弦波の全波整流の平均値 I_2」に対する比が,1.11 であることを確かめよ。

問 7.3 正弦波交流電流の測定において,半波整流形電流計が 1.0 A を指示しているとき,実際に計器の可動コイルに流れている電流の平均値を求めよ。

問 7.4 静電容量が $C_a = 2.0$ μF の静電形電圧計〔6.2.1 項の(3)参照〕a,および $C_b = 4.0$ μF の静電形電圧計 b を,直列に接続して,電圧 0.60 V を測定する場合,それぞれの指示 V_a および V_b を求めよ。

問 7.5 電流計内部の抵抗 r の 0.010 0 倍の抵抗 R_s を分流器として用いると電流計の測定範囲は何倍になるか。有効数字 3 けたで答えよ。

問 7.6 20 mV,20 Ω の電圧計に 480 Ω の倍率器を付けたら何 V まで測定できるか。

問 7.7 抵抗線ひずみセンサ〔図 4.3(a)〕を二つ用いて,温度補償できるようにブリッジ回路の配線を工夫せよ。

問 7.8 図 7.6(a)および(b)の回路で 40 dB の電圧利得が得られるように,抵抗 R_1 および R_2 の値を 1.0 kΩ〜0.10 MΩ において設定せよ。

問 7.9 図 7.16 において,各電圧の実効値が $V_1 = 3$ V,$V_2 = 3$ V,$V_3 = 5$ V のとき,負荷 Z の力率 $\cos \alpha$,および電源からみた力率 $\cos \beta$ を求めよ。

問 7.10 図 7.17 において,各電流の実効値が $I_1 = 3$ A,$I_2 = 4$ A,$I_3 = 6$ A のとき,負荷 Z の力率 $\cos \alpha$,および電源からみた力率 $\cos \beta$ を求めよ。

8 生体信号の保存

　計測の結果は，ただちに表示されたり，制御に利用されたりする場合のほかに，一時保存される場合がある。本章では，保存の方法について学ぶ。

8.1　アナログ量とディジタル量

　小さい量から大きい量まで連続して大きさを表現できるような量を**アナログ**（analog）**量**，飛び飛びの値でしか大きさを表現できないような量を**ディジタル**（digital）**量**と呼ぶ。例えば，血液の体積を1 mlを基準にしてその何倍かを表現する場合はアナログ量，赤血球の個数を1個ずつ数える場合はディジタル量ということになる。

　アナログ量とディジタル量には，それぞれ異なる特徴がある。アナログ量の場合には「1（unit）」の精度が量の測定精度を決める。ディジタル量の場合には，1個と認識するかどうかの「閾値」の定義が測定精度を左右する。

　量の演算においても違いがある。例えば，「1＋1」におけるアナログとディジタルの違いを考えてみよう。アナログ量の1は，演算の途中において，「代表値」である。すなわち，0.5以上1.5未満の量の四捨五入の結果の値である。したがって，0.5＋0.5＜1＋1＜1.5＋1.5 より，1＜1＋1＜3 となる。他方，ディジタル量の1は，演算の途中において1であり，0ではない。ディジタル量は，1と0，すなわち「ある」か「ない」かで構成されている。したがって，1＋1＝2 となる。

8. 生体信号の保存

アナログ信号をディジタル信号に変換することが，信号の減衰を防ぐのに有効なことがある。例えば，信号が0.6倍に減衰してしまうような伝達経路があったとする。アナログ信号のまま伝達すると，1.0が0.6に，0.5が0.3になってしまう〔**図8.1**（b）〕。どちらも1を1として，伝達したかったとする。すると，前者では0.6を四捨五入で1と判定すれば目的どおり伝達されるが，後者では0.3が四捨五入で0と判定されてしまう〔図（c）〕。ここで，ディジタル信号に変換してから伝達すると，1.0と0.5のいずれも，1に変換されてから〔図（d）〕伝達され，0.6に減衰し〔図（e）〕，その結果を1と判定すれば，1は1として伝達されることになる〔図（f）〕。

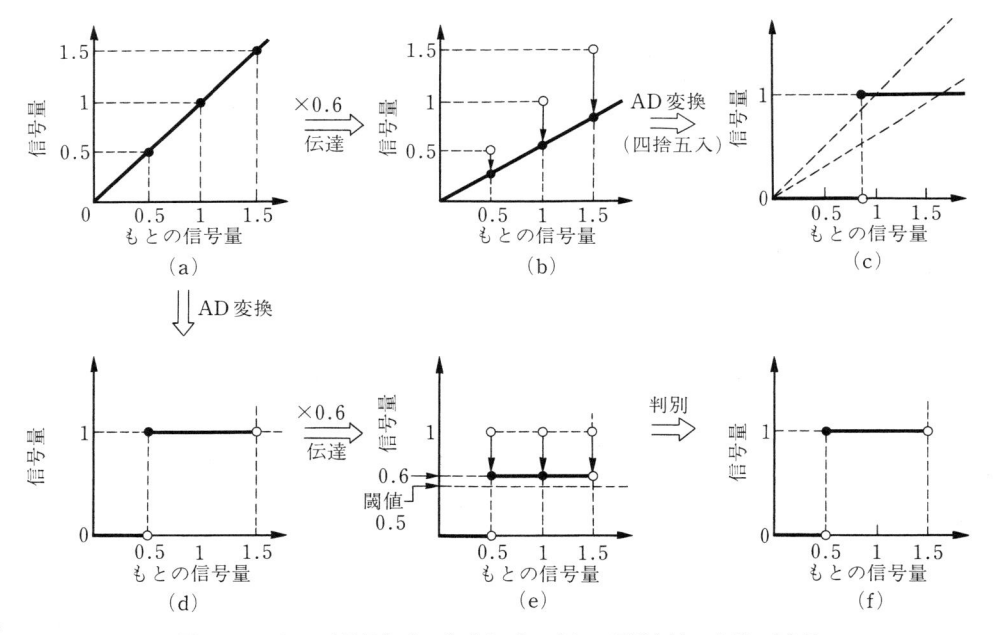

図8.1 アナログ信号(a)〜(c)とディジタル信号(d)〜(f)の減衰

信号の量を表現する形式として，アナログとディジタルのどちらを採用するかを選択する。また，信号を伝達・保存するときに，必要に応じてアナログからディジタルへ変換（**AD変換**）したり，ディジタルからアナログへ変換

(**DA変換**)したりする。

8.2 情　報　量

　最も単純な情報は,「ある」か「ない」かである。例えば,「ある」を1,「ない」を0で表せば,信号になる。これを情報の最小単位として,**ビット** (bit) と呼ぶ。1ビットで2個の状態を表すことができる。この単位を2個用意して,順番に意味をもたせて並べると,00「ない,ない」,01「ない,ある」,10「ある,ない」,11「ある,ある」の4個の状態を表せる。すなわち,2ビットという情報単位は,2×2＝4個の状態を表せる。

　これを0と1の2種類の数字の並びからなる2進数と対応させることができる。通常の0, 1, 2, 3, 4, 5, 6, 7, 8, 9の10種類の数字の並びは,10進数と呼ばれる。

　3ビットでは2×2×2＝8個, nビットでは2^n個の状態を表せる。データ処理における基本単位として,1**バイト** (byte) が用いられる。通常の1バイトは,8ビットであり,256個の状態を表せる。2^{10}は1 024である。1 024バイトのことを近似的に1 000とみなして,接頭語(表1.5参照)を用いて,1**キロバイト** (kilobyte) と呼ぶ。

　例えば,1バイトのおのおのの状態を文字や数字に対応させれば,1キロバイトで1 024個の文字や数字の列を表すことができる。1バイトのおのおのの状態を色に対応させれば,256色を用いて,1キロバイトで,縦32行,横32列の画面に2次元静止画像を表現できる。1キロバイトの1 024倍を1**メガバイト** (megabyte)。1メガバイトの1 024倍を1**ギガバイト** (gigabyte) と呼ぶ。

　1ギガバイトは,1バイトの2^{30}倍,つまり38ビットである。2^{38}＝2.7×10^{11}個の状態に対応するから,1個の細胞が1個の状態を保存するとすると,1ギガバイトに対応する状態を保存するには,数千億個の細胞が必要になる。これは,ヒトの脳に含まれるとされる神経細胞の個数を上回る。

　他方,細胞と細胞との連結線によって情報を保存する場合を考える。1 000

億個の細胞から，二つの細胞の組をつくると1 000億×(1 000億−1)/2通り。連結線の方向によって区別して，逆方向では別の状態を保存できるとすると，1 000億×(1 000億−1)。すなわち，$10^{22}=2^8×2^5×2^{60}$個の状態〔数十エクサバイト（exabyte）〕まで可能性が広がる。

つぎに，単位時間当り，および単位空間当りの情報量を考えてみよう。

1個の状態を0.1 nmの長さに保存できれば，1 cmに10^8個＝0.4メガバイト。1個の状態を0.1 nm×0.1 nmの正方形面に保存できれば，1 mm^{2}に$10^7×10^7=10^{14}$個＝400ギガバイトに対応する状態を保存できることになる。単位長さ当り，単位面積当りに保存できる情報量，すなわち情報の記録密度が，ディジタル量の保存媒体の小形化につながる。

1個の状態を一周期に対応させた場合，1秒間に1バイトに対応する状態，つまり256周期を収めるには256 Hz。1秒間に1キロバイトを収めるには0.3 MHz。1秒間に1メガバイトを収めるには0.3 GHzの周波数となる。

神経細胞では，細胞膜上のイオンチャンネルが開閉することによって，電気的なパルスが発生する。イオンチャンネルの開閉の間隔の最短時間は数msである。この電気パルスは1 kHzより少ない周波数になる。1秒間に1メガバイトを収めるには，数十万〜数百万個の細胞がタイミングをずらせて，あるいは分担して，イオンチャンネルの開閉をすることになる。単位時間当りの情報量は，情報の伝達速度，処理速度の高速化につながる。

アナログ量においても，情報密度が無限大とは考えにくい。単位時間当り，および単位空間当りに，無限に多くの情報が計測されるわけではない。測定の精度や有効数字（9.1.2項参照）を考える必要がある。アナログ量においても，意味のある最小の刻み量までで区切り，10進数を2進数に変換すると，ディジタル量と同様に，情報量を比較することができる。

8.3 情報の整理

信号の保存における整理は，日常の書類などの整理と類似している（**表**

8.3 情報の整理

表8.1 情報の整理

分類	内容
情報の省略	保存情報の選択，高密度化・情報の圧縮（ヒトの感覚器の特性を利用）
情報列の柔軟性	空き空間の確保，追加・変更の容易さ
情報検索 ・検索の高速化 　―保存の順序 　―分類法 ・安全性	 検索速度，階層の数，キーワード 時間の流れ，空間的連続性 内容の類似性，情報の量，修正の頻度 機密性，暗号処理，バックアップ

8.1)。保存に使用される空間には，「情報の内容を保存する空間」と「保存する空間の制御について記録する空間」とがある。本でいえば，内容が記述されている「本文」と，「目次や索引」とがそれに相当する。

　保存できる情報の総量が限られていたり，単位時間・単位空間に収納できる情報の量が限られている場合が多い。この場合には，最小限の信号量に圧縮して保存したり，保存した情報を取り出すときに間欠的情報の間を補てんする工夫が有効である。他方，十分な量の情報が保存できる場合でも，観測者が認識，判断したり，制御信号として判別しやすいように，大量の情報から取捨選択する工夫が必要となる（9.3節参照）。

　限られた空間に保存するには，保存する信号を選択することになる。空き空間のないように詰めて保存すれば，記録密度が高くなる。反面，一度保存した情報を修正するときに，同じ空間に保存しきれないこともある。このときには，ばらばらに保存するか，保存空間を変更しなければならない。修正頻度の低い情報は，詰めて保存しても弊害が少ない。引出しのような区分された空間を用意して，すきまを確保しながら情報を保存しておくと，後から情報を追加・変更していくときに整理しやすい。反面，空間全体が広くなってしまう。

　情報のなかには不要な部分もある。その部分を飛ばして保存することにすれば，容量を小さくできる。最終的に判断する観測者や制御信号の特性を考慮して，信号を省略・削減する方法もある。ヒトが感覚器によって認識できる情報密度には，限界がある（14.2節参照）。

8. 生体信号の保存

　一つ一つ値を取り込むことをサンプリングという。間欠的にデータを得るとき，サンプリングの頻度（**サンプリング周波数**）が少なすぎると，もとの信号を再現できない。正弦波であれば，一周期の間に少なくとも 2 回，サンプル値が得られるようにする必要がある。これを「**標本化定理**（sampling theorem）」と呼ぶ。

　もとの波形が，周期 T の正弦波の場合を考えてみよう（図 8.2）。図（a）のように一周期に 1 回のサンプリングでは，つねに位相が同じで，一定の信号値しか得られない。図（d）のように一周期に 4 回のサンプリングでは，サンプル値から容易に周期を読み取ることができ，もとの波形を再現しやすい。図

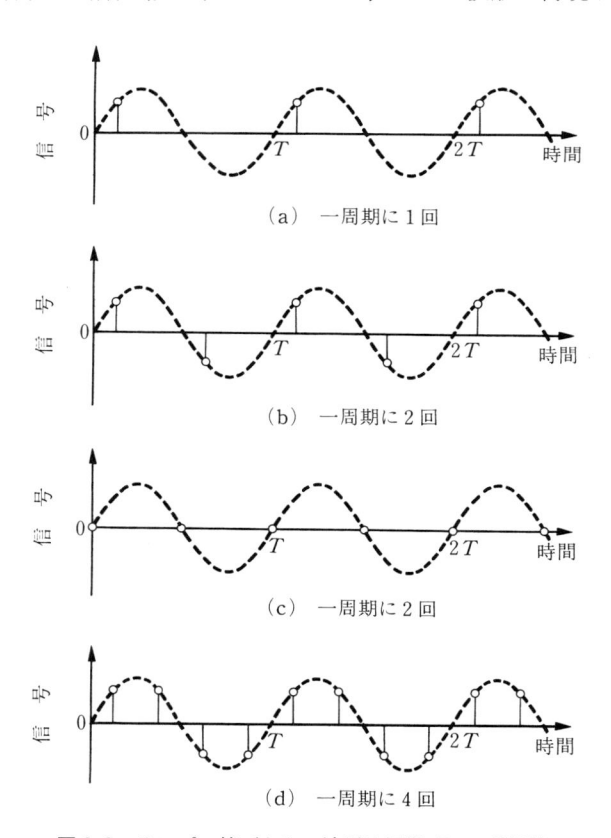

（a）　一周期に 1 回

（b）　一周期に 2 回

（c）　一周期に 2 回

（d）　一周期に 4 回

図 8.2　サンプル値（もとの波形は周期 T の正弦波）

(b) のように一周期に 2 回でも，サンプル値から周期を読み取ることができる。図 (c) のように一周期に 2 回では，たまたま，サンプル値から周期を読み取れない場合もある。

正弦波以外の場合では，周期的信号をフーリエ級数（2.1 節参照）で表す方法がある。この級数で，もとの波形を再現するのに必要な高調波の最高周波数の 2 倍の頻度でサンプリングしないと，もとの信号を再現できない。実際の測定では，これ以上のサンプル値を保存することが望ましい。また，一定の時間間隔では，波形のピークの保存が困難である。最高値・最低値などの信号のレベルを利用して，保存情報を選択する方法もある。

また，信号保存の開始（トリガー）のタイミングを決める必要がある。周期的信号で，値の変動範囲がわかっている場合を考える（**図 8.3**）。この場合には，変動範囲（A〜D）からある値（トリガーレベル）を選び，信号がその値を低いほうから高いほうへ（●），あるいは高いほうから低いほうへ（○）横切るタイミングから，一周期 T 時間分の信号を保存する方法がある。

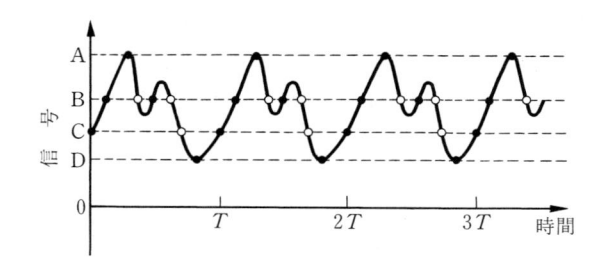

図 8.3 トリガーレベル（A〜D）。周期 T〔低いほうから高いほうへ（●），あるいは高いほうから低いほうへ（○）横切る〕

A や D では，信号の増減によって，トリガーのタイミングが不安定になりやすい。B では，一周期のうちに二つのトリガー点が存在するため，トリガーの位相が決まらない。C のように一周期当り一つになる点を選べば，安定したトリガーが得られる。

インパルス〔図 2.1（c）参照〕などの非周期的信号で，必要な計測区間の

100   8. 生体信号の保存

大きさ（計測時間）を決められる場合には，その計測区間以上の区間を確保して，保存の更新を繰り返しながら信号の入力を待機する方法がある。目的の信号が保存できたら，すぐに繰返し過程を中止すればよい。別の信号によって，保存の開始を制御する方法もある。一時的に信号を保存する装置を，**過渡記憶装置**（transient memory）と呼ぶ。

十分な保存空間があれば，とりあえず多くの情報を保存してから，必要な情報を選択することができる。表示の時点で，トリガーレベルを決めたり，トリガー前の信号を呼び出したりできる（9.3節参照）。

保存しておいた情報を利用する際に，必要な情報へ行き着くまでの速度も考慮して，保存の方法を工夫する。本でいえば，編，章，節のように属性を決めて本文を分類する。このような階層構造で保存する方法では，階層が多すぎても少なすぎても，検索の能率が悪くなる。適切な表題や**キーワード**（key word）が有効である。

保存の順序は，時間の流れに沿って古い情報から順番に収納する方法や，空間的連続性を保ちながら座標軸に沿って順番に収納する方法がある。情報の修正の頻度が多い情報ほど，読み出しやすい空間に保存しておく方法もある。ヒトの記憶システムの短期記憶と長期記憶のように，「短期に利用する情報」と「長期間利用する情報」とに分類してもよい。内容が類似しているものを近くの空間に分類する。情報の量が多いか少ないかによって分類する方法も考えられる。

生体計測の情報は，個体に属しており，**機密性**（security）を保つ必要がある。汎用性のある保存方法を避けたり，暗号を利用したりする。また，二度と同じデータはとれないので，**控え**（backup）が必要である。

章末問題

問 8.1 1.0 kHz までの高調波を再現したいとき，少なくとも何秒おきにデータをサンプリングしなければならないか。

9 生体信号の表示

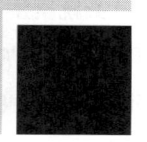

　計測の結果は，最終的に，観測者が認識しやすいように表示されなければならない。本章では，表示の方法について学ぶ。

9.1 誤差と平均値

　一般に，表示された測定値と真の値とは，一致しない。測定値と真の値との間の差を，**誤差**（error）と呼ぶ。

$$（測定値）-（真の値）=（誤差） \tag{9.1}$$

また，誤差の真の値に対する割合を誤差率と呼ぶ。

$$\frac{（誤差）}{（真の値）}=（誤差率） \tag{9.2}$$

誤差を**表 9.1** のように分類することができる。

表 9.1 誤差の分類とその対策

分　　類	対　　策
原因のわかっているもの ・予定されていない誤差（まちがい） 　—測定者の個性，ヒステリシス	原因を究明し測定方法を変更する
・予定されている誤差（系統誤差） 　—動作原理など計測システムの特性による誤差，計測環境による誤差	補正する
原因のわからないもの 　—偶然誤差	統計法を用いる

「まちがい」については，原因を究明して取り除くことになる。例えば，測定条件を整備したり，測定をやり直したり，計測者を代えたりする。状態が過去の履歴によって決まる現象を**履歴現象**（hysteresis）と呼ぶ。この影響がある場合には，測定の順序を考える。

「**系統誤差**」については，補正することになる。計器の精度の検定結果を利用して値を加減する（9.1.3項参照）。動作原理に適合した信号以外では，予定された精度の値を指示しない計器もある（6.2.1項および7.1.2項参照）。

原子崩壊のような確率的な現象の測定における「**偶然誤差**」は，ランダムに起こる。したがって，取り除くことができないので，統計法を用いて「ばらつき」を評価する。例えば，測定を繰り返して，**平均値**（mean value）を求めるなど。

生体計測の場合に，個体差をランダムと考える場合には，やはり統計法を用いることになる。誤差の発生原因がわからないときには，とりあえず統計法で推定する。しかし，この方法は便宜的であるので，因果関係が追究できるようになったら見直す。

以上のようにして，誤差を推定し，最も真の値に近いと思われる値を推定する。これを**最確値**（most probable value）と呼ぶ。式（9.1），（9.2）の真の値は実際にはわからないので，代わりに最確値を用いて計算する。

9.1.1　誤差の伝ぱ

演算によって各測定値の誤差が伝わっていくことを誤差の伝ぱと呼ぶ。加法，減法では，おのおのの誤差は，その和または差として伝ぱする。和として伝ぱすると考えれば，最大の誤差を推定できる。

$$a(i + \Delta i) \pm b(R + \Delta R) = (ai \pm bR) + (a\Delta i \pm b\Delta R)$$
$$a(i - \Delta i) \pm b(R - \Delta R) = (ai \pm bR) - (a\Delta i \pm b\Delta R) \quad (9.3)$$

式（9.3）から，おのおのの測定値 i，R の誤差 Δi，ΔR のうちで，重み（係数 a，b）の大きい，最も絶対値の大きな誤差が，和，差の誤差を左右することがわかる。

他方，乗法，除法では，おのおのの誤差率〔式 (9.2)〕の和として伝ぱする。

$$\left\{i\left(1\pm\frac{\Delta i}{i}\right)\right\}^{\alpha}\left\{R\left(1\pm\frac{\Delta R}{R}\right)\right\}^{\beta}=\left\{i^{\alpha}\left(1\pm\alpha\frac{\Delta i}{i}\right)\right\}\left\{R^{\beta}\left(1\pm\beta\frac{\Delta R}{R}\right)\right\}$$

$$=i^{\alpha}R^{\beta}\left(1\pm\alpha\frac{\Delta i}{i}\pm\beta\frac{\Delta R}{R}\right) \quad (9.4)^{\dagger}$$

式 (9.4) は，$\Delta i/i$ や $\Delta R/R$ をたがいに 2 回以上乗じた項が，他の項に比べて小さいとみなせるときの近似式である。最終的に求める値に必要な精度に対して，誤差の伝ぱを考慮して，おのおのの値の測定精度を決める必要がある。

9.1.2 有 効 数 字

測定で得られた値のうちで，誤差よりも細かい部分は，表示する意味がない。誤差が 0.1 m であるとき，3.14±0.1 m とは書かない。3.1±0.1 m と書く。この例における意味のある数字 "3 および 1" を有効数字と呼ぶ。有効数字の個数を「有効数字のけた数」と呼ぶ。

有効数字のけた数は，0.002 3±0.000 1 では 2 けた，230.00±0.01 では 5 けた，1.00±0.01 では 3 けた，0.99±0.01 では 2 けたと数える。誤差を何けたも表示する意味はないので，通常 1 けたで表示する。

ところで，1.00±0.01 の誤差率は 0.01/1.00＝0.010 0，0.99±0.01 の誤差率は 0.01/0.99＝0.010 1 である。すなわち，両者の誤差率はほぼ等しい。この観点で，1.00±0.01 も 0.99±0.01 と同様に 2 けたの有効数字と考えるべきかもしれない。このように，測定値の最上位の数字が 1 のときには，有効数字を 1 けた少なく数える考え方がある。

先に述べたように，乗法，除法では，おのおのの誤差率の和として誤差が伝ぱする。したがって，乗法，除法によって求められた積，商においては，おのおのの値のうちで最も有効数字の小さいけた数を，積，商のけた数と考えればよい。

---

† 式 (9.4) の近似では**テーラー展開法** (Taylor expansion method) の第 2 項までを用いている。

$$f(x)=f(a)+\frac{f'(a)}{1!}(x-a)+\cdots+\frac{f^{(n)}(a)}{n!}(x-a)^n+\cdots$$

なお，減法では，有効数字のけた数が減ってしまうことがあるので注意する。例えば，2.345−2.340＝0.005 となり，おのおの 4 けたあった有効数字が，差では 1 けたになってしまう。これを「**けた落ち**」という。けた落ちを避けるように，計算順序などを工夫する。

9.1.3 計 器 の 等 級

一般の計器では，表示できる値に上限がある。この上限〔**フルスケール** (full-scale)〕（最小目盛から最大目盛までの幅）を**定格値**（rated value）と呼ぶ。定格値に対する一定の誤差率を許容誤差として，計器の精度を保証している場合が多い。

電圧計，電流計などに表示されている**級**（class）は，この誤差率を百分率で表示したものである。例えば，1.5 級の計器では，定格値の±1.5％の誤差率が，表示できる範囲全体にわたって許容されていることを意味している。

この許容誤差は，測定値に対しては，一定の割合ではないことに注意する。例えば，0.5 級の計器において 0 mV から +100 mV までの表示範囲を用いた場合，許容誤差は $100 \times 0.5/100 = 0.5$ より 0.5 mV である。このとき，測定された値が 50 mV のときには，$0.5/50 = 0.01$ より測定値に対する誤差率は 1 ％となる。他方，測定された値が 5 mV のときには，$0.5/5 = 0.1$ より測定値に対する誤差率は 10 ％となる。

すなわち表示範囲（最大目盛値）に対する測定値の割合が小さいときには，測定値に対して許容される誤差率が大きくなってしまう。このような場合には，測定値の定格値に対する割合が大きくなるようにしたほうが，誤差率の小さい測定ができることになる。なお，0.5 級の計器において −50 mV から +50 mV までの表示範囲を用いた場合，許容誤差は $\{(+50)-(-50)\} \times 0.5/100 = 0.5$ より 0.5 mV である。

針が振れるようなアナログ表示法では，表示機構の**直線性**（linearity）のよい部分を有効とする計器が多い。例えば，ゼロ点付近において，入力信号に対して表示値が比例しないなど，表示機構の直線性を確保しにくい計器がある。

この場合,フルスケールの3割以下を無効と考えて,0Vから1Vの表示範囲の1段下位に,0Vから0.3Vの表示範囲が用意されている。アナログ表示では,指針が振れるときの回転軸での摩擦や慣性を考慮して,フルスケールのうち,平衡点付近の30%を使わないようにする。フルスケールの配列が,10,3,1,0.3 または,15,5,1.5,0.5 などの数列で構成されているのは,このためである。

9.1.4 平　均　値

ある中学校の2年生の男子 N 人の平均身長を求める場合を考えてみよう。N 人全員の身長 x を測定すれば,目的とする真の平均値 μ が求められる。また,平均値に対するばらつきの程度を**標準偏差**(standard deviation)σ として算出できる。

$$\mu = \frac{1}{N} \sum_{k=1}^{N} x_k \tag{9.5}$$

$$\sigma = \sqrt{\frac{\sum_{k=1}^{N} (x_k - \mu)^2}{N}} \tag{9.6}$$

他方,任意に選んだ生徒 n 人($n < N$)の身長 x を測定して,全員の平均身長を推定する場合はどうなるか。測定した身長の平均値 μ' を真の平均値に対する推定値とすることになる。また,標準偏差は,σ よりも大きめの値 σ' と推定することになる。

$$\sigma' = \sqrt{\frac{\sum_{k=1}^{n} (x_k - \mu')^2}{n-1}} \tag{9.7}$$

この平均値 μ' は測定する生徒の数 n を増やしていくと μ に近づき,平均値の誤差 $\Delta\mu$ はゼロに近づく。n のことを**標本数**(sample number)と呼ぶ。

$$\Delta\mu = \mu' - \mu = \frac{\sigma'}{\sqrt{n}} \tag{9.8}$$

つぎに,同じ中学校の2年生の男子 N 人と女子 M 人の平均身長に差があるかという問題を考えてみよう。男子 N 人と女子 M 人の全員の身長を測定すれば,おのおのの真の平均値 μ_1 および μ_2 が求められる。一般の場合には,

μ_1 と μ_2 とは等しくないので,平均身長には差があることになる。

さて,一部の生徒 n 人($n < N$)および m 人($m < M$)の身長を測定して,全体の平均身長の差を検定する場合はどうなるか。測定した身長の平均値 $\mu_1{}'$ と $\mu_2{}'$,標準偏差 $\sigma_1{}'$ と $\sigma_2{}'$,標本数 n と m から,全体の平均値に差があるかどうかを統計的に検定する方法が考えられている。

$$t = \frac{\mu_1{}' - \mu_2{}'}{\sqrt{\sigma_1{}'^2/n + \sigma_2{}'^2/m}} \tag{9.9}$$

$$D = \frac{\sigma_1{}'^2/n}{\sigma_1{}'^2/n + \sigma_2{}'^2/m} \tag{9.10}$$

$$\phi = \frac{1}{D^2/(n-1) + (1-D)^2/(m-1)} \tag{9.11}$$

式 (9.10) および式 (9.11) から求めた ϕ に応じて,式 (9.9) から求めた t を変数とする確率分布を推定する。t が 0 のとき最大,t が $\pm\infty$ のときに 0 となる確率分布において,t が十分に大きければ,μ_1 と μ_2 とが等しい確率が十分に小さいと推定する。すなわち,平均身長に差があると推定する。

例えば,正規分布(後述)の仮定に基づく場合,$\mu_1{}' - \mu_2{}' = \sigma_1{}' = \sigma_2{}'$,$n = m$ のとき,$n \geq 9$ だと 5%,$n \geq 16$ だと 1% の危険率で平均値の差があると判定する。

一般に,標本数が全体の要素の数に近づくほど,式 (9.8) の誤差 $\varDelta\mu$ は小さくなり,二つの集団の平均値の差も顕在化してくる。統計的推定の式も同様の性質をもっている。全体の要素を網羅する計測は困難であることが多い。一般の計測においては,真の値は不明で,避けられない誤差を伴って計測している。この場合,誤差の原因を追究することが大切である。むやみに標本数を増やして,統計上の誤差を小さくしたり,平均値の差についての結論を急いだりしても意味がない。

生体計測では,個体差など,測定値の「ばらつき」の原因から逃れられない。また,これらの「ばらつき」は「誤差」とは異なり,個別の測定値にも重要性がある。このため,測定値の分布状態の表示が必要な場合がある。測定値

を適当な値の範囲ごとに区分したときに,各範囲に含まれる標本の数の分布を**度数分布**(frequency distribution)と呼ぶ。**ヒストグラム**(histogram)と呼ばれる柱状グラフで表現できる(**図 9.1**)。標本数を増やして区分を細かくしていき,全体の度数の合計を 1 とすると,確率分布となる。

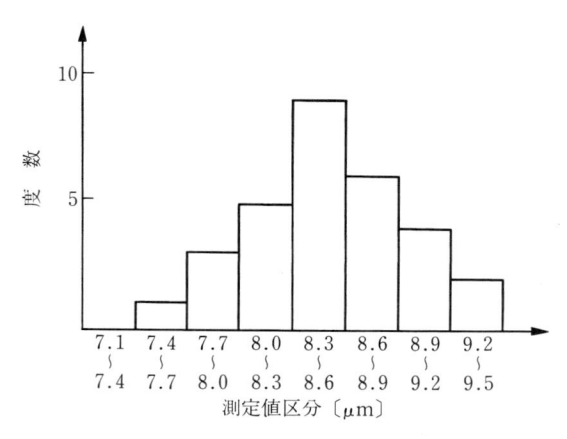

図 9.1 ヒストグラム(赤血球の直径)

式(9.12)で表される確率分布を**正規分布**(normal distribution)と呼ぶ。

$$p = \frac{1}{\sqrt{2\pi\,\sigma^2}} \exp\left\{\frac{-(x-\mu)^2}{2\sigma^2}\right\} \tag{9.12}$$

正規分布では,平均値において確率が最大である(**図 9.2**)。平均値より大きく,あるいは小さくなるほど対称的に確率が減少し,±∞でゼロとなる。標

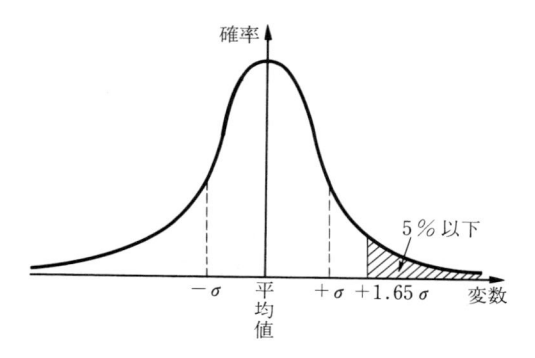

図 9.2 正 規 分 布

準偏差 ±σ が変曲点で，±σ のなかに含まれる確率が 68 ％ である。+1.65 σ よりも大きくなる確率は 5 ％ 以下，+2.33 σ よりも大きくなる確率は 1 ％ 以下である。正規分布に近似できる場合は，この確率を統計的な推定に用いる。前述した平均値の推定や平均値の差の検定の方法は，正規分布を基礎に考案されている。

正規分布と異なる確率分布に対する平均値の差の検定の例として，順位和検定がある。集団の各要素を混合して変数の大きさの順に並べて順位を付ける。二つの集団の平均値の間に差がなければ，各集団ごとの順位の和はたがいに近い値となるはずである。

例えば，集団 A から 5 人，集団 B から 4 人について身長を測定し，A と B を一緒にして，身長の高い順に並べた場合を考える。集団 A に 1 位，2 位，3 位，4 位，6 位，集団 B に 5 位，7 位，8 位，9 位の標本が含まれていたとする。標本数の少ない B について，順位の和を求めると，5 + 7 + 8 + 9 = 29。この値は，12〜28 の範囲外にある。したがって，集団 A の身長の平均と集団 B の身長の平均との間には，危険率 5 ％ で差があると推定する。

もしも，集団 A に 1 位，2 位，4 位，5 位，6 位，集団 B に 3 位，7 位，8 位，9 位の標本が含まれていた場合には，標本数の少ない B について，順位の和を求めると，3 + 7 + 8 + 9 = 27 となる。この値は，12〜28 の範囲内にあるので，集団 A の身長の平均と集団 B の身長の平均との間には，危険率 5 ％ で差がないと推定する。

生体計測においては，個体差などの影響によって，例外と考えられる標本値が得られることがある。このような場合には，標本を取捨選択してから統計処理をする。標本の選択によってランダム性が失われないように注意する必要がある。

9.2 多現象表示

振動する信号を二つの軸上の変化として 2 次元面上に展開表示する装置を，

9.2 多現象表示

表9.2 オシログラフ

方　　式	周　波　数
ペン方式：往復直線運動方式，回転運動方式	数十 Hz まで
インクジェット方式	数百 Hz まで
光線方式	数千 Hz まで
陰極管方式	数百万 Hz まで

オシログラフ（oscillograph）と呼ぶ（**表9.2**）。縦軸に電圧，横軸に時間をとれば，電圧の時間変化波形を表示することになる。

　ペン方式では，信号に応じて駆動するペン先の軌跡によって表示する。記録紙を一定速度で移動させながら，それと垂直な方向にペン先を移動させれば，信号の時間変化波形が記録紙上に表示される。ペンが往復直線振動するものや，回転振動するものがある。回転角度を小さくすれば，回転振動のほうが速い振動に追従させやすいが，ペン先の動きが円弧になる。回転角に応じて回転半径を調節する機構など，ペン先の動きが記録紙の送り方向に対して垂直になるように工夫する。ペンと記録紙との間の摩擦のために，速い振動には追従できない。

　インクジェット方式では，記録紙に向けてインクを飛ばす方向を，信号に応じて制御して波形を表示する。ペン方式よりも速い振動に追従できる。

　光線方式では，「信号に応じて回転振動する可動ねじれ線」に取り付けた鏡による光線の反射を感光紙に記録する。インクジェット方式よりも速い振動に追従できる。

　陰極管（cathode ray tube）方式では，ヒータによって加熱された陰極から飛び出した電子流が，電界によって加速され，電界による電子レンズ作用によって蛍光面上に焦点を結び，光の点を表示する。電子流の通過経路途上に設置した極板間の電圧に応じて，電子流の方向を変化させて蛍光面に図形を描かせる。水平方向に時間に比例して変化する電圧を加え，垂直方向に測定電圧を加えれば，電圧の時間変化波形を表示できる。

　周期的信号（2.1節参照）の場合には，表示開始（トリガー）（図8.3参照）の位相をそろえれば，同一画面上で，同じ軌跡を繰り返しなぞることができ

る。例えば，一周期の間で一度だけそれより低い電圧から高い電圧に変化するような電圧値を指定して，その点から表示を開始する。

　二つ以上の信号の時間変化波形を同時的に表示するには，**時分割**（time-sharing）制御を利用する。すなわち，おのおのの信号を処理するために，時間を区切る。**交互**（alternate）に波形を表示する方式や，波形を十分に細かく区切って**断続**（chopper）表示し，つなげて見れば波形が認識できるような方式がある。

　x軸とy軸に二つの振動する信号$x(t)$および$y(t)$をおのおの入力したときに，xy平面上に現れる座標(x, y)の点の軌跡の図形を**リサージュの図形**（Lissajous' figure）と呼ぶ。二つの信号が**周期関数**（periodic function）で，周波数が簡単な整数比であれば同じ軌跡を繰り返しなぞる。この性質を利用して，一方の信号の周波数から，もう一方の信号の周波数を計測することができる。

　ともに正弦関数で，周波数が等しいときには楕円になる。さらに同位相のときには，2点間を結ぶ直線になる。また$\pi/2$だけ位相がずれているときには，円を描く。この性質を利用して位相差ϕを測定することができる（**図9.3**）。すなわち，x軸入力をゼロにして中心線を決め，切片bとyの最大値aとの比から，式（9.13）によって算出できる。

$$\phi = \sin^{-1}\left(\frac{b}{a}\right) \tag{9.13}$$

　磁性材料における磁束密度は，励磁磁界の過去の履歴によって決まる。「励磁磁界を増加させてから，減少させたとき」の磁界と磁束密度との関係を図示すると，行きと帰りとが異なる閉曲線を描く（**図9.4**）。このような履歴現象による閉曲線を**履歴現象環線**（hysteresis loop）と呼ぶ。

　ドーナツ形に切り出した磁性材料にコイルを巻いて，正弦波交流電流を流す。このとき，測定用に巻いたコイルに誘起される電流から測定される磁束密度と磁界との関係を，リサージュの図形として描かせることによって，履歴現象環線が得られる。履歴現象によって失われるエネルギーを**履歴現象損失**

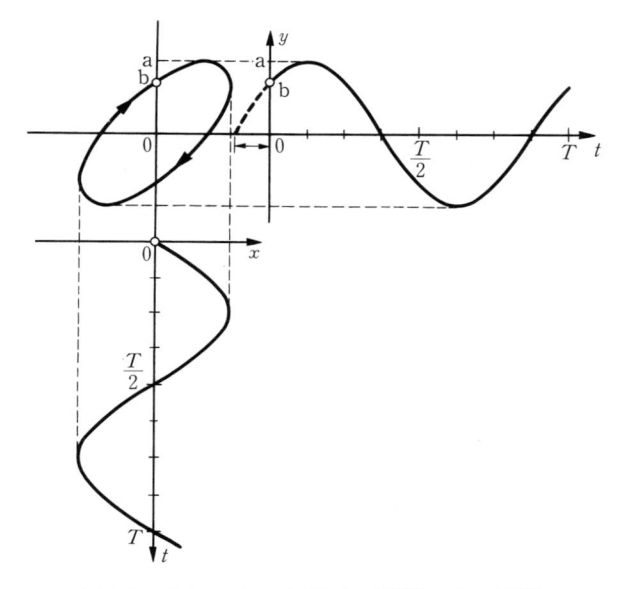

図 9.3 リサージュの図形（t は時間，T は周期）

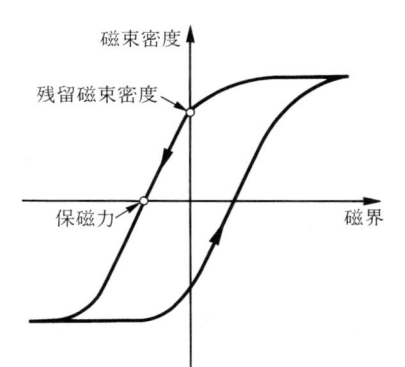

図 9.4 磁性材料の磁気特性（履歴現象環線）

(hysteresis loss) と呼ぶ。環線によって囲まれた面積は，磁性材料の単位体積当り，一循環当りの履歴現象損失を表す。

9.3 表示の認識

9.3.1 表　示　法

観測者が認識・判断したり，制御信号として判別しやすい形に，信号を表示する必要がある。十分な情報を表示する必要があることは当然であるが，多すぎて認識に時間がかかったり，把握しにくかったりすることもある。多次元，大量の情報を1次元化する必要がある。例えば，医療診断では，各データに適切な重みづけをして合成し，診断を下す。

観測者は，計測結果のさまざまな形式の表示を，聴覚や視覚によって認識，判断する（**表9.3**）。

表9.3　表　示　法

感　　　覚	内　　　容
聴　覚	
・音	音程・強度，音声・言語，警報（alarm）
視　覚	
・点　灯	色彩，光度，点滅
・指　針	
・ディジタル表示	発光ダイオード
・記録紙	感熱，インク
・陰極管	残像効果，9.2節の断続（chopper）表示
・液　晶	

聴覚や視覚の特性（14.2節参照）に合った表示を工夫することになる。計測環境によって，音と光とのいずれが情報として認識しやすいかが異なる。同じ波長の情報でも，音の高低は光の色よりも測定者間の認識の統一を図りにくい。

指針で目盛を指示するよりも，ディジタル（8.1節参照）で数値を表示したほうが，読み誤りを防げる。観測者による癖などの主観が入らない。**発光ダイオード**（light emitting diode：LED）などが利用される。他方，指針で目盛を指示したほうが，量の概略的・相対的大きさを把握しやすい。近似値や漸近

値を見極めやすい。

記録紙へは，数値以外にグラフや図形なども表示できる。多くの情報を短時間に伝えることができる。記録方式の工夫によって，記録速度，記録密度，保存性の改善が図られる。

陰極管や液晶などの**画像表示装置**（display）の発達によって，**静止画像**（still picture）のみならず，**動画像**（moving picture）の表示が容易になっている。**液晶**（liquid crystal）は，固体と液体との中間状態で，温度や電圧の変化によって分子の配向状態が変化する。この性質を利用して，液晶画面を構成する。

光の点がすぐに消えてしまうのでは，図形を認識できない。繰り返し同じ軌跡を描いたり，残光時間を制御したりする工夫がある。周期的信号では，トリガーレベルの調整（8.3節参照）によって，表示開始の位相をそろえて，一周期ごとに同じ軌跡をなぞるように調節する。生体信号は一般に非周期的信号であるので，**多用途記録計**（polygraph）では，残光時間を制御している。信号を保存してから表示する場合には，トリガー前（**プリトリガー**，pre-trigger）の信号を表示することも可能である。

動画像では1秒間当りに30枚の画像を表示することによって，連続的に画像が動いているように見えるようにしている。ヒトの聴覚や視覚がもつ最小の分解能をディジタル信号に対応させると，1秒間に数メガバイト（8.2節参照）以上と想像される。ヒトは，ディジタル信号に対する際，自己の認識システムにおいて信号を適当に修飾して，アナログ信号と同様の形で認識している可能性がある。点の集まりで線を構成する場合にも，観測者の認識特性によって，連続に見えることになる。

ストロボスコープ（stroboscope）も残像効果を利用している。これは，「周期的現象の周期」と「照明の点滅周期」との関係を利用して，速く動いている現象が静止して見える，またはゆっくり動いて見えるようにする装置である。左右の耳や左右の目といった，信号入力の方向性を制御することによる**立体**（stereo）効果も，ヒトの感覚器の特性を利用している。

表示の順序，量・密度，速度・時間，拡大・縮小率，縦横比などを認識しやすいように選択する。保存のときと同様に，信号を表示する際にも，サンプリングの頻度（8.3節参照）に注意する。頻度が不足すると，もとの信号を認識できない。閾値を決めて，信号を区切って，差を拡大させて表示すると，境界を認識しやすくなる（7.3.3項参照）。画像表示などで有効な方法である。

9.3.2 報　告　書

報告書では，主張したいことを明確にしなければならない。主張の根拠を明示しなければならない。他の報告からの引用であるのか，新たなアイディアの提案であるのか，計測結果からの類推であるのかなど。また，計測の方法を具体的に記述し，追試の方法を判断できるようにしておく必要がある。

測定値を適当な**グラフ**（graph）にまとめると認識しやすくなる。二つの量をおのおの縦軸と横軸の目盛に対応させて，**座標**（coordinates）としてデータを扱うことが多い。グラフには表題を記し，軸にとった量の名称と単位を明示する。軸には三つ以上の目盛を記し，対数目盛との区別を明確にする。各データに含まれる誤差を考慮して，各データ点を適切な大きさでプロットする。必要に応じて，誤差棒（誤差範囲）を付ける。データのばらつき状況を示す場合には，標準偏差をプロット点に付けるとよい。

プロット点を結ぶ線にも注意が必要である。線にはつぎのような役割がある。

（1）　線によってプロット点以外のところに推定されるデータを代表する。
（2）　各点に含まれる誤差を平均化する。
（3）　二つの量の間の関数を仮定する。

点どうしを直線で結ぶよりも，点ごとに含まれる誤差やばらつきを考慮して，いくつかの点の分布を代表できるような線で結ぶ。二つの量の間の関係を認識しやすいように，縦横軸の比率を決める。

線の役割(2)の例として，プロット点からのずれの2乗和を最小にする「最小2乗法」がある。二つの量 x と y との間に，式（9.14）の関係を仮定する

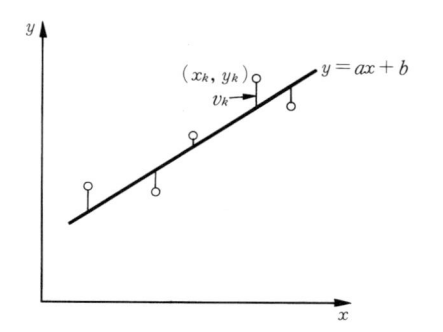

図 9.5 最小 2 乗法

とき，プロット点からのずれの 2 乗和が最小になる直線を考えよう（**図 9.5**）．
$$y = ax + b \tag{9.14}$$
各ずれ v_k は
$$v_k = y_k - (ax_k + b) \tag{9.15}$$
したがって，$k = 1$ から n までの 2 乗和 S は
$$S = \sum_{k=1}^{n} v_k^2 = \sum_{k=1}^{n} (y_k - ax_k - b)^2 \tag{9.16}$$
この S を最小にするように a および b を決める．
$$\frac{\partial S}{\partial a} = 0, \quad \frac{\partial S}{\partial b} = 0 \tag{9.17}$$

$$\begin{cases} \frac{\partial S}{\partial a} = \sum_{k=1}^{n} \{-2x_k(y_k - ax_k - b)\} = 0 \\ \frac{\partial S}{\partial b} = \sum_{k=1}^{n} \{-2(y_k - ax_k - b)\} = 0 \end{cases} \tag{9.18}$$

$$\begin{cases} \sum_{k=1}^{n}(x_k y_k) - a\sum_{k=1}^{n} x_k^2 - b\sum_{k=1}^{n} x_k = 0 \\ \sum_{k=1}^{n} y_k - a\sum_{k=1}^{n} x_k - nb = 0 \end{cases} \tag{9.19}$$

この連立方程式から，a および b を算出すれば，記入すべき直線の式が求められる．

また，二つの量 x と y との間で，n 個の座標およびおのおのの平均値 μ_x と μ_y とから，式(9.20)で算出される r を**相関係数**（coefficient of correlation）と呼ぶ．r は -1 から 1 までの間の値をとり，「$r = 0$ に近いときには二つの量の間に相関なし．$r = 1$ に近いときには，正の相関あり．$r = -1$ に近い

ときには,負の相関あり」と推定する。

$$r = \frac{\sum_{k=1}^{n}\{(x_k - \mu_x)(y_k - \mu_y)\}}{\sqrt{\sum_{k=1}^{n}(x_k - \mu_x)^2}\sqrt{\sum_{k=1}^{n}(y_k - \mu_y)^2}} \tag{9.20}$$

章 末 問 題

問 9.1 円すいの体積を求めたい。高さを 0.5 % の誤差率で測定したとき,直径は何%の誤差率で測定すればよいか。

問 9.2 フルスケール 100 mA で 50 mA を指示しているときの許容誤差が 0.5 mA であるような電流計は何級か。

問 9.3 V_h および V_v から,図 9.6 のような矢印方向に回転するリサージュ図形が得られた。V_h の波形を描け。ただし,周期を T とする。また V_h と V_v の間の位相差を求めよ。

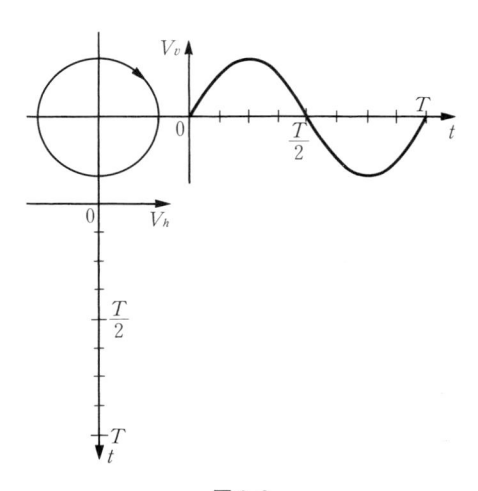

図 9.6

問 9.4 (磁束密度)×(磁界)が単位体積当りのエネルギーの次元をもつことを確かめよ。

10 生体における形態の計測

本章では，生体における形態と運動の計測について学ぶ。すなわち，長さおよび変位，角度などの計測について考える。

10.1 座標系

形態や運動を計測するには，空間において，ある基準点（または基準線，基準面）に基づいて位置を記述する。しかし，生体計測においては，基準を厳密に定めにくい。つまり，**座標系**（coordinate system）の原点や座標軸を固定して定義しにくい。形状が複雑で個体ごとのばらつきが大きく，時間とともに変化するからである。

例えば，皮膚上の「ほくろ」の位置を，詳細に文書で伝えることができるだろうか。拍動を繰り返す心臓における「ある特定の筋細胞」の位置をどのようにして記述すればいいのだろうか。個体の全体および部分が静止状態にないことを考慮すると，絶対的な位置よりも相対的な位置関係を記述するほうがわかりやすいかもしれない。「ふくわらい」における目，眉，耳，鼻，唇の配置の得点を，どのように決定すればよいか想像してほしい。

比較的，位置の固定が容易な「頭部」においては，頭蓋に固定したフレームを，計測や治療の基準位置として利用する。

各位置がほぼ固定されているものとして扱える培養細胞においても，おのおのの個性に乏しいので，座標の決定は容易とはいえない。測定対象物への侵襲

(2.2節参照)を最小にしたいために,特定細胞にマーカーを付けられない。顕微鏡下では,全体に対する一部分しか視野に入っていない。十字に交わる2組の平行な線群のマーカーを培養面下に設けるなどの方法が考えられる。

機能的な観点から基準位置を定めるのであれば,**近位・中枢**(proximal, central)と**遠位・末梢**(distal, peripheral)という考え方によって,中枢を基準にとる方法がある(図10.1)。「循環系の中枢は**心臓**(heart),神経系の中枢は**脳**(brain),免疫系の中枢は**胸腺**(thymus)」という具合である。

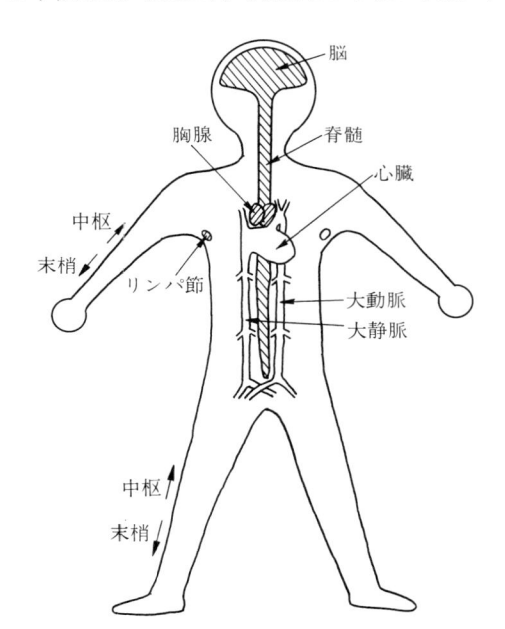

図10.1 個体全体における各系の中枢の位置

例えば,胸腺を制御することにより,**免疫寛容**(immunological tolerance)[†1]の状態を実現するような研究がある。免疫寛容を利用して,**キメラ**(chimara)[†2]をつくる。こうした研究が,胸腺が免疫系の中枢であるという仮説を証明している。

[†1] 個体は,自己と異なる物質を非自己として識別し,それを抗原として抗体分子を産生し,非自己を標識して排除する作用をもっている。しかし,免疫寛容の状態では,抗原刺激に対する抗体産生が起こらない。

[†2] 二つ以上の別系統の組織が合わさって一つの個体を形づくっている生物。

10.1 座標系

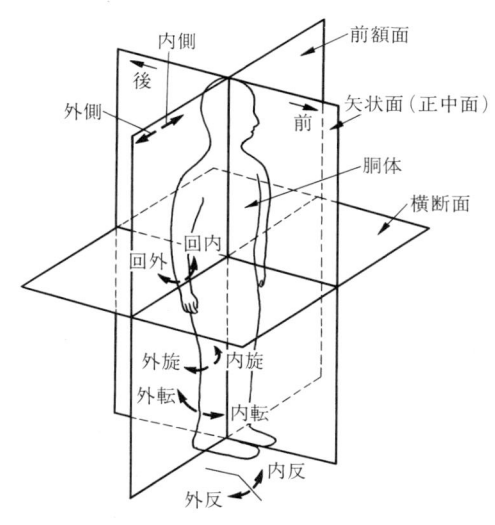

図 10.2 個体運動を記述する基準面
（顔の向きでなく胴体の向きが基準となる）

運動の観点からは中立位置†を基準にとる．まず，立位の胴体の前面を基準とする．この鉛直面を**前額面**（frontal plane）と呼ぶ（**図 10.2**）．体を前後に貫く水平線を矢状線と呼び，この線を含む鉛直面を**矢状面**（sagittal plane）と呼ぶ．矢状面のうちで，体を左右半分に分ける面を**正中面**（median plane）と呼ぶ．さらに，**水平面**（horizontal plane）を**横断面**（transverse plane）と呼ぶ．これらの面を基準にして，運動方向を記述する．

正中面に近い方向を内側，遠い方向を外側と記述する．相対運動においては，胴体に近い側を基準にして末梢側の運動を記述する．

ねじ回しのように，そのものの位置は変化せずに回転する運動を**回旋**（rotation）と呼ぶ．股関節では，大腿前面が内側へと向かう運動を**内旋**（internal rotation），外側へと向かう運動を**外旋**（external rotation）と呼ぶ．回旋は，摩擦面上の相対する点が運動に伴って変わる回転である〔**図 10.3**（b）〕．

---

† 筋の収縮・緊張が最小になっている状態．筋は拮抗した1対以上の組合せから成っており，いずれかの側の筋は収縮，緊張していることが多い．

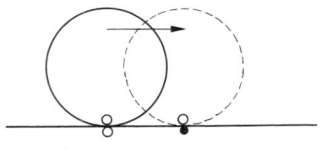

(a) すべり
（並進：接触点の相手がずれていく）

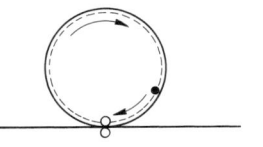

(b) すべり
（回旋：接触点の相手がずれていく）

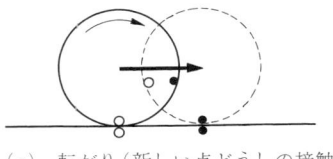

(c) 転がり（新しい点どうしの接触）

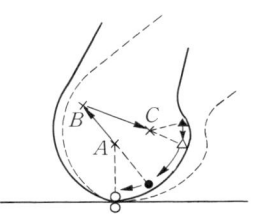

(d) 面の曲率の変化とともに回転中心が移動（A→B→C）する場合の回旋

図 10.3 関節面における運動と接触位置

股関節において，大腿が外側へ開く運動を **外転**（abduction），大腿の内側方向への運動を **内転**（adduction）と呼ぶ．内側の角が減少する方向への変形を **内反**（varus），内側の角が増加する方向への変形を **外反**（valgus）と呼ぶ．関節における骨と骨とのなす角が変化する曲げ伸ばしを，**屈曲**（flexion），**伸展**（extension）と呼ぶ．

2 本の骨が平行になったり，ねじれの関係になったりする運動を回外，回内と呼ぶ．**肘関節**（elbow）の伸展位（肘を伸ばした状態）において，手のひらが前方へ向くような肘関節における回転運動が **回外**（supination），手のひらが逆に後方へ向く回転運動が **回内**（pronation）である．

厳密に関節における運動を記述しようとすると，回転中心が移動していることに気づく．関節における運動要素は骨である．その骨がたがいに接触している面の形状が複雑で，接触点が運動とともに変化しているためである．

また，関節において相対している二つの骨は，たがいの位置関係が拘束されているわけではない．したがって，関節面で接触点が直線的にずれていく運動（**並進**，translation）や，摩擦面上の相対する点が運動に伴い変わらずに回転

する運動〔**転がり**（rolling）〕が複合的に可能である（図10.3）。

　こうした運動の複雑さの機能的な意味を問われることがある。例えば，人工関節でもとの生体関節の機能を代行しようとするときに，まったく同じ運動を再現する必要があるだろうか。「生体関節を人工関節へ置換するときに，周囲の組織を置換前と同じ状態に保てるか。人工関節を構成する材料の変形性が，生体関節のそれと同じか」などの条件とともに議論される。

　他方，生体の運動を真似る場合にも，注意が必要である。例えば，球体と球窩（か）の摩擦の組合せで構成された人工股関節において，回転中心が精密に設定されている場合には，外部から動きを強制することは必ずしも容易ではない。

　外部から荷重を加えて繰り返し摩擦したときの摩耗を測定するような耐久性試験機においては，回転中心の調節が課題となる。例えば，セラミックス製の球体と球窩の組合せの人工股関節においては，摩擦面における変形性が乏しい。このため，回転中心を精密に合わせなければ摩擦面での運動ができないか，または無理に運動させれば，球体や球窩が破壊されてしまう。

　他方，この人工股関節が生体に埋め込まれたときには，球体と球窩の相対的な位置関係が外部から拘束されることはないので，回転中心は受動的に決定され，うまく運動できる。

10.2　表　面　形　態

　生体計測においては，通常，3次元的に形状を把握することになる。したがって，3次元の計測方法および表示法が課題となる。また，時間とともに変化する形状を計測する場合や，逆に，時間とともに変動する部分を除いた形状の把握が必要な場合がある。変形性が大きいものでは，接触式（4.2節参照）で測定するときには，センサの接触に伴う被測定表面の変形を考慮する。

　測定結果を把握しやすいように，表面形態の3次元表示法にも工夫がなされる。例えば，基準面からの位置の差（等高線）を色の変化によって表現する方法など。「等間隔の格子模様を二つ重ねたときの干渉模様を利用して，形状や

変形を測定する方法」を**モアレ法**（moiré method）と呼ぶ。

光学顕微鏡では，可視光の反射，透過を利用して，表面の形態を計測している。

屈折率や厚さが異なる媒質を通過するときには，光の位相がずれる。**位相差顕微鏡**（phase contrast microscope）では，この位相の違いを明暗の違いとして表示する。この方法によって，透明標本中の界面の形態観察を容易にしている。

1点からの反射だけでなく，間隔をおいた2点からの反射を計測する「三角法」によって，位置の測定精度を上げる工夫もある。

曲面の球面度を判定する方法として，円の反射像を利用する方法がある。球面からずれて湾曲していれば，円が楕円形などのゆがんだ形に映る。**角膜計**（keratometer）においても，この原理を利用して，角膜の曲面を計測する。

レコード針のような**触針**（stylus）で表面をなぞることによって，表面の凹凸形状を測定する方法がある（**図10.4**）。この方法では，表面に接触したときに，表面を変形させたり傷つけたりしないように，配慮する必要がある。

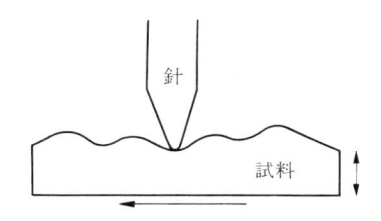

図10.4 試料表面の凹凸形状を測定する方法

これに対して，「針と試料表面とが接触することなく，表面の凹凸形状を測定する方法」も工夫されている。Van-der-Waals力を利用した例が，**原子間力顕微鏡**（atomic force microscope：AFM）である。接触前はVan-der-Waalsの引力，接触後は強い斥力が働くことを利用する。このVan-der-Waals力が一定になるように，試料側の位置を制御する。こうして，探針（ダイヤモンド針）と試料表面との間隔を一定に保つ。この試料側の動きを測定することによって，試料表面の凹凸を測定することができる。試料に加えられる力は10^{-9}N程度で，試料表面に損傷を与えない。

長時間にわたる位置測定の例として，体動の計測がある。例えば，自発呼吸に

よる胸壁の運動を長時間にわたって測定する。心臓疾患で,睡眠中に突然に心停止が起こった場合にただちに蘇生術をとれるように,監視するのが目的である。

周囲環境から影響を受けやすい測定では,目的にかなった環境で計測(3.4節参照)する。または,計測結果を目的とする環境での値に換算する。

変形性が大きい物体の形状の測定について考えてみよう。例えば,切除した血管の壁の厚さの測定においては,適正な圧力で圧迫して計測する工夫をしなければならない。また,直径の測定においては,血管内の血圧,血液量を適正に保つ必要がある。静脈は壁が薄く,内包する血液量が減少して**虚脱**(collapse)状態になると,断面が円形から偏平な形状に変化する(図 10.5)。

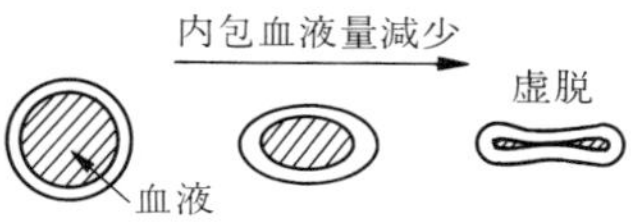

図 10.5　静脈血管断面における内包血液量の減少に伴う虚脱の様子

10.3　深 部 形 態

生体の深部の形態の計測法を,表 10.1 に分類する。

表 10.1　深部形態の計測法の分類とその例

方　　　法	例
深部を露出して計測する方法	手術中の計測
深部へセンサを挿入する方法	内視鏡
外部から遠隔に目的位置の情報を得る方法	超音波,X線,核磁気共鳴

10.3.1　内　視　鏡

内視鏡検査(endoscopy)[†]では,人体内部へ**ガラス繊維**(glass fiber)からなる細くて変形性のあるファイバの束を挿入する(図 10.6)。各ファイバが曲がっている状態では,側面で全反射することにより,光情報の減衰を防いでいる。ファイバの先端部から情報を得て,その信号を外部へ伝達して深部の形状

[†] endo-:内部の意味を表す接頭語。epi-:外部の意味を表す接頭語。

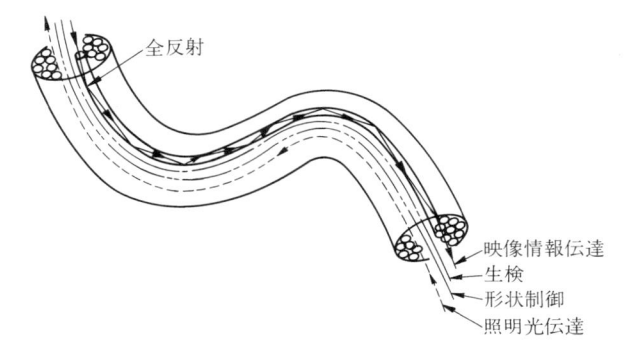

図 10.6　内　視　鏡

などを計測する。照明光伝達，ファイバ束の形状制御，生検（2.2 節参照）のためのラインも付随している。

内視鏡（endoscope）は，計測対象とする人体の部分によって，胃鏡，胆道鏡，気管支鏡，関節鏡，尿道鏡，腹腔鏡，心臓用の**ファイバスコープ**（fiberscope）などに分類される。透過後の X 線による蛍光像を計測する **X 線透視法**（X-ray fluoroskopy）を用いて，ファイバ挿入位置を確認する。

内視鏡では，遠近感覚を認識しやすくするために，倍率に応じた適度の視野角度での画像表示を工夫する。観測者の左右の目に異なる画像情報を与えることによって術野（手術の際の視野）を立体的に表示することも可能である。

10.3.2　超　音　波

ヒトの可聴域よりも周波数の高い音波（弾性波）を**超音波**（ultrasonic sound）と呼ぶ。ヒトの可聴域は，$2 \times 10 \sim 2 \times 10^4$ Hz 程度である（14.2 節参照）。超音波の周波数は，20 000 Hz 以上ということになる。超音波の伝ぱ速度 v は，均一物体中では，その物体の**密度**（density）と**弾性**（elasticity）によって決定される。物体の密度と弾性は，温度によって変化する。この超音波の伝ぱ時間 t を距離 x に換算することによって，位置の測定が可能になる（図 **10**.**7**）。

$$x = vt \tag{10.1}$$

10.3 深部形態

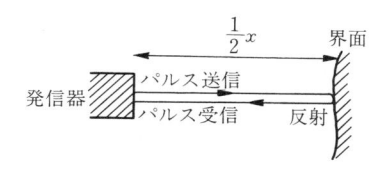

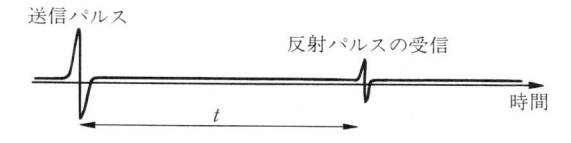

図 10.7 超音波の伝ぱ時間による位置の測定

物性（密度，弾性）が変化する界面で反射することを利用すれば，界面までの距離を計測できる。「超音波発信器から発射した超音波パルス（断続的な波の1単位）が，界面で反射して返ってきた信号を受信する方法」を**パルスエコー**（pulse-echo）**法**と呼ぶ。信号伝達の往復に要する時間から，界面までの距離が求められる。

生体組織中の音波の速度は，蒸留水中の音波の速度に近い。伝ぱ速度が 1.5×10^3 m/s（12.1節参照）の場合，周波数 1.5 MHz の超音波では，波長が 1.0 mm となる〔式 (2.5) 参照〕。波長が空間分解能（2.1節参照）の限界を左右する。波長より長い距離の識別であれば，波の数を計測すればよい。他方，波長より短い距離を識別するためには，一つの波のなかの位相まで正確に計測する工夫が必要になる。波長を短くすると分解能は高くなるが，音波が減衰して，深部まで到達しない。

また，超音波の伝ぱ経路に空気や反射率の大きい界面があると，それより先には超音波が伝わらない。つまり，それより深部の計測は困難になる。対策の一つとして，センサを先端に取り付けたファイバを食道や気道に挿入する方法がある。食道や気道の側から超音波計測することによって，センサから計測目的位置までの距離を縮めたり，障害となる区域を避けたりすることができる。

超音波が減衰する過程では，音波のエネルギーが熱に変換される。エネルギーが大きいと組織を破壊する。逆に，この性質は結石の破砕治療などに応用さ

れる。

　心筋の厚みの減少は心疾患と対応づけられるので，心臓壁の厚み，変形性の計測は興味深い。「心臓壁のなかを走行する冠血管を流れる血流量の変動，および筋の収縮，弛緩（しかん）」に伴って心臓壁の厚さが変動する。つまり，壁の厚さが，平均 10 mm に対して 1〜3 mm だけ時間とともに変動する。心臓壁全体は心拍（周波数 1 Hz 程度）とともに振動し（移動速度 0.01 m/s 程度），厚みも心拍とともに周期的に変動している。例えば，「拍動に伴う 1 Hz 程度の周波数の低い成分」を除いた心臓壁の微小振動を，超音波のドップラー効果（12.3 節参照）を利用して測定することになる。長時間にわたる測定では，呼吸に伴う変動分も考慮する必要がある。

　動脈血管の直径は，血液の流れの拍動に合わせて，10 ％程度，収縮，拡張している。この直径変動を計測するにも，工夫が必要である。個体に座標系を固定しても，呼吸運動，周囲組織の振動などによって，血管全体の位置が変動する。心臓の拍動の周波数を利用して，計測された血管壁位置変動の信号から，それ以外の振動成分を除く。血管の直径が 1 mm の場合では，0.01 mm 程度の空間分解能（2.1 節参照）が必要となる。

　超音波によって得られた信号をどのように表示して，深部の様子を表現すればよいであろうか。いくつかの表現形式が，「モード」として分類されている（図 10.8）。

　A モード（amplitude）では，物性変化の大きい界面からの反射を大きい振幅で表現する。

　B モード（brightness）では，振幅に比例した輝度の光点で表現する。B モードでの表現を応用すれば，2 次元での表示が可能となる。この方法から発展したのが，超音波断層法である。すなわち，同時もしくは短時間のうちに，多方向の超音波送信波に対する反射情報が得られれば，その情報を組み合わせて界面の形態を計測することが可能になる。きわめて短時間のうちに多方向の超音波反射情報を得る方法の発展により，心臓のように動いている対象の形態の測定にも用いられるようになった。

10.3 深部形態

(a) Aモード反射

(b) Aモード表示
強度／送信波／反射波／超音波伝達時間

(c) Bモード反射
送信波

(d) Bモード表示
超音波伝達時間
反射波の強度に比例した輝度の光点

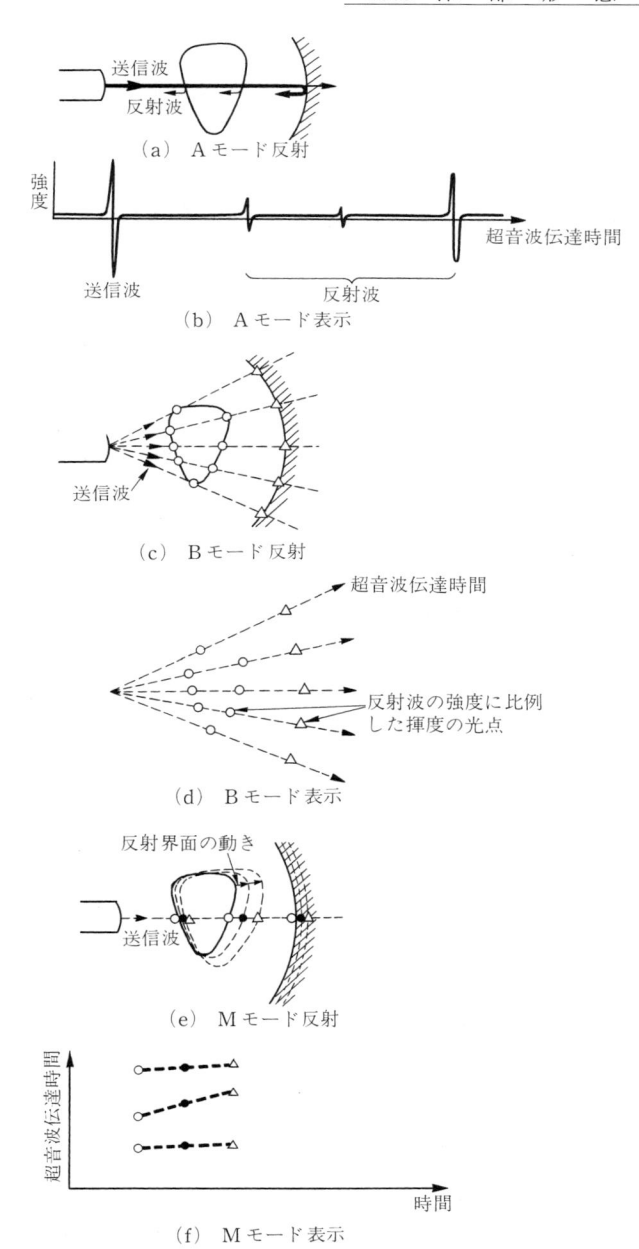

(e) Mモード反射
反射界面の動き
送信波

(f) Mモード表示
超音波伝達時間／時間

図 10.8 超音波反射信号の表示モード

M モード（motion）では，B モードと同様に輝度で表現したものの時間変化を表示する。心臓の動きなどの計測に用いられる。

超音波の送信・受信方向を順々に変化させていく方法は，機械式スキャンと電子式スキャンとに分類される。前者では発信器を機械的に移動させるのに対し，後者ではあらかじめ用意された多数の発信器を電子的に制御して順番に計測に利用する。

10.3.3　X　　線

X 線は電磁波の一種である（**図 10.9**）。波長は，$10^{-12} \sim 10^{-9}$m。振動数（周波数）は，$10^{18} \sim 10^{20}$Hz。真空中の光の伝ぱ速度，3.0×10^8m/s が，電磁波の

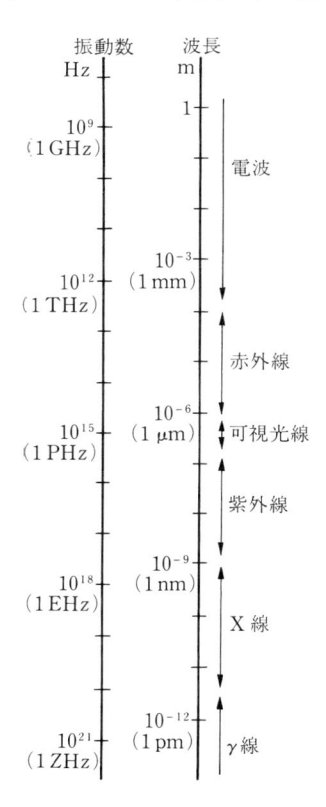

図 10.9　電磁波の波長と振動数

波長と振動数との積となる。

「血液とはX線透過性が異なる化学物質である**造影剤**（contrast media）を血管内に流して，血管の形状を写し出す方法」を**血管造影法**（angiography）と呼ぶ。この方法では，血管の形状および，流路の交通状況を知ることができる。時間を追って撮影すれば，流速を計測することも可能になる（12.3節参照）。これと同様の方法によって，気管支の形状，および気管支内の気体の流れを計測するのが，**気管支造影法**（bronchography）である。

磁気共鳴画像（magnetic resonance imaging：MRI）では，**核磁気共鳴**（nuclear magnetic resonance：NMR）によって得られた信号を画像化する。核磁気共鳴とは，磁界内で「こま」のような歳差運動をしている原子核に，歳差運動と等しい周波数の外部磁界を加えたときに，エネルギーを吸収する現象を指す。

まず，強い磁場によって，物質を構成する原子のスピンの方向をそろえる。つぎに，スピンの方向が変わるような操作を加える。そのときのスピンの方向の時間変化（緩和時間）を利用して，標的原子の分布を計測する。

この方法では，被験者が $10^6 \sim 10^7$ A m^{-1} の外部磁界のなかに入った状態で，計測することになる。磁場の生体への影響については，議論が分かれている。

シンチグラム（scintigram）では，^{131}I（よう素）などの放射性同位体を利用する。放射性同位体を生体内に取り込ませて，その分布状況から臓器の大きさを計測する場合などに利用される。

章末問題

問 10.1 生体計測における基準座標のとり方の工夫について説明せよ。

問 10.2 球面と平面とがたがいに接触しながら行う相対運動を分類せよ。

問 10.3 伝ぱ速度が 2.0×10^3 m/s の媒質中において，1.0 mm の精度で超音波によって位置を測定するには，周波数をいくら以上にするとよいか。

問 10.4 周波数 10 MHz の超音波の水中での空間分解能はどのくらいか。

11 生体における物性の計測

本章では，生体における密度・濃度，変形性・摩擦および破壊強度など，生体を構成する部分の物性の計測について学ぶ。

11.1 密度・濃度

10.3.2項で学んだように，超音波は媒体の密度によって伝ぱ速度が変わるので，密度の計測に応用できる。そのほか，光の屈折率，凝固点降下などが，密度の計測に応用される。

赤血球の血液全体に占める体積百分率を，**ヘマトクリット**（hematocrit）と呼ぶ。重力加速度の2×10^3倍の遠心力を10分間加えることによって赤血球を沈降させて，上澄み液体との体積比率によって測定する（図11.1）。

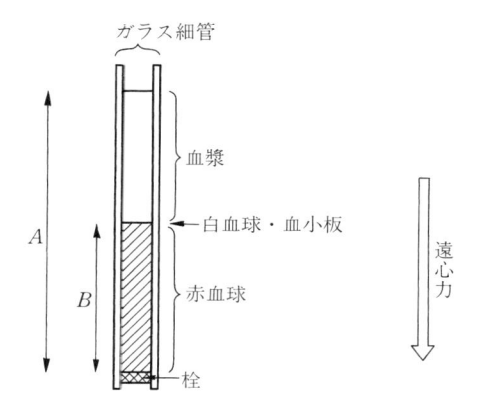

図11.1 遠心分離後の血液（ヘマトクリット $H_t = 100B/A$）

11.1 密度・濃度

 1 mm³ 当りの赤血球の個数は，赤血球密度と呼ぶべき量であるが，慣用的に「**赤血球数**」と呼んでいる．文字どおり，一定体積中の粒子数を計測する．所定体積の血液を，所定の間隔に設定された平行平板間のすきまに毛細管現象により吸引して，顕微鏡下に赤血球の数を目視で計数する．**トーマ・ツァイス計算板**（Thoma-Zeiss counting chamber）は，1 mm×1 mm×0.1 mm の空間内をいくつかの区画に分けて，赤血球または白血球の数を数えるものである．

 所定体積の血液が微細な直径の管を通過する間に，血球の個数をカウントする方法もある．光の透過量の変化パルス，もしくは電気抵抗，静電容量の変化パルスをカウントするのが，血球数カウンタ（**自動血球計数器**，automatic blood cell counter）である（図 11.2）．通常は血液そのものではなく，所定の倍率で希釈した血球の懸濁液を計測に用いる．血液中の赤血球密度が高すぎるためである（問 11.1 参照）．

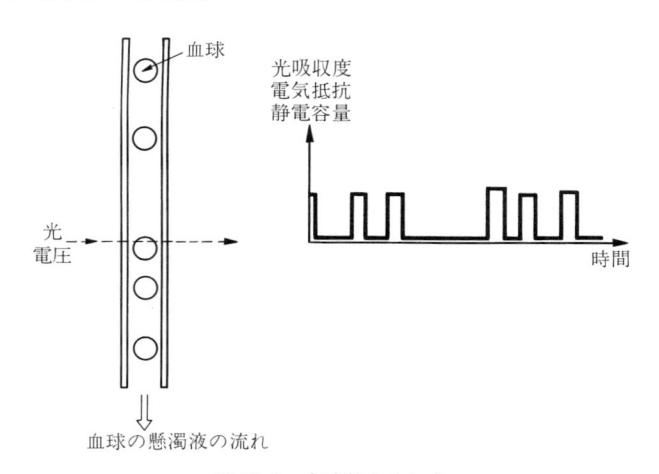

図 11.2 血球数カウンタ

 水溶液中の溶質の濃度は，十分な時間が経過した後には，いたるところで均一になる．溶液が「溶質を通さず溶媒のみを通す仕切」によって区切られている場合には，仕切の両側で濃度が等しくなるまで溶媒が移動する．このような仕切を**半透膜**（semipermeable membrane）と呼び，溶媒移動の駆動力を圧力で表示したものを浸透圧と呼ぶ．浸透圧は溶質濃度に比例する．したがっ

て，浸透圧から溶質濃度を算出することもできる．

　　　　（浸透圧）＝（溶質のモル濃度）×（気体定数）×（温度）　　　　（11.1）

浸透圧計（osmometer）においては，溶質濃度を測定して浸透圧を算出する方式のものと，実際に半透膜を備えて両側の圧力差を測定するものとがある．後者の方式で計測を試みると，膜を通じて溶媒中を粒子が移動する様子は，単純ではないことがわかる（**図11.3**）．

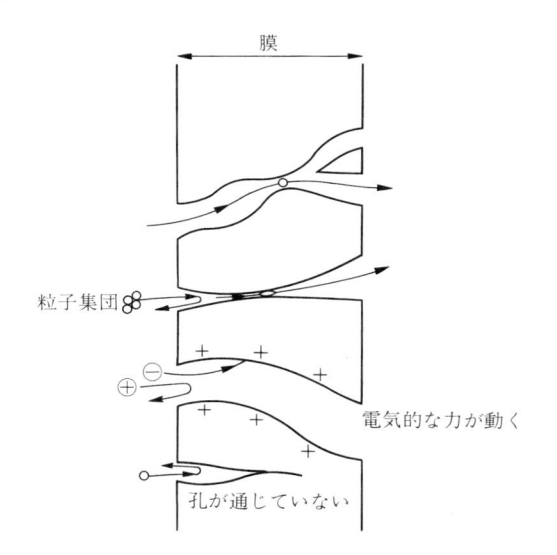

図11.3 膜を通じての粒子の移動

　膜に空いている孔の形状は，直円筒ではない．曲がりくねったトンネルのような形状や，断面が円ではない裂け目のような形状である．通り抜けようとする粒子のほうも，球形とは限らない．その大きさも，ばらばらの分子ではなく，分子どうしが（水素結合などによって）会合した分子集団と考えるべき場合がある．また，孔のほうも，粒子のほうも電気的に中性とは限らず，電気的な力も膜を通じての溶質の移動に影響する．同様に，生体膜を通じての物質の移動も，溶質分子の大きさや濃度だけでは決まらない．

　浸透圧のうちで高分子に対するものを**膠質浸透圧**（colloid osmotic pressure）と呼ぶ．血液のなかに含まれている高分子は血液膠質浸透圧を生じ，血管壁を通じての物質の出入りの制御に重要な役割を担っている．高分子の単位

11.1 密度・濃度

体積当りの粒子数は，イオンや低分子の溶質の粒子数とはけた違いに少ない。例えば，Na^+イオンでは1.5×10^2 mol m^{-3}であるのに対して，血漿(しょう)たんぱく質の一種のアルブミンでは0.7 mol m^{-3}である。しかし，水（溶媒）との親和性により，生体膜を通じての溶媒の移動への影響力が大きい。

生体組織の密度および弾性の計測が試みられる場合は多々ある。例えば，心筋組織の密度および弾性の計測によって，心筋組織の収縮力を推定する。

濃度に従って屈折率が変化することを利用した濃度計測法がある。**屈折率測定器**（refractometer）では，既知の屈折率をもつ90度プリズムを用いて，被測定溶液との間での全反射の臨界角によって屈折率を求め，溶液の濃度を測定する。

比濁法（nephelometry）では，濃度を求めようとする目的物質と沈殿（混濁）反応を起こさせる。そして，この反応で生じる微粒子による散乱（**チンダル，Tyndall**）光の強さを測定する。光線を細いすきまから入射させると，微粒子の濃度に比例した光線の散乱が起こることを利用する。

一定の単波長の光を入射させたときの吸光度は，その透過する均一な着色溶液相の厚さ，および濃度に比例する（**ランベルト・ビァーの法則，Lambert-Beer law**）。すなわち，光の透過，吸収の程度を利用して，濃度を測定することができる。

分光光度計（spectrophotometer）では，特定の波長の光の吸収の程度から，その物質を同定したり，定量したりする。試料自体を発光させる場合以外には，タングステンランプ，水素放電管などの光源から，目的とする波長の光を取り出す。波長の選別には，プリズムや回折格子を用いる。光量の検出には，光電管や熱電対を用いる。

既知の密度との比較によって，相対的に密度を測定する方法もある。**硫酸銅法**（copper sulfate method）では，種々の密度（比重）の硫酸銅水溶液中に，血液または血漿の一滴を落として，浮き沈みの平衡からその密度を求める。ヒトの全血密度は，1.05～1.06 g cm^{-3}である。

被測定溶液と混じり合わない既知の密度の流体を利用して，遠心力場におい

て比較測定する方法がある。この方法を**密度こう配遠心法**（density gradient centrifugation）と呼ぶ。例えば，テレフタル酸エステルの濃度を段階的に変えた溶液を血液に加えて遠心し，帯状に分離する方法である（図 11.4）。設定したテレフタル酸エステルの密度よりも密度の高い部分と低い部分とに分離することができる。

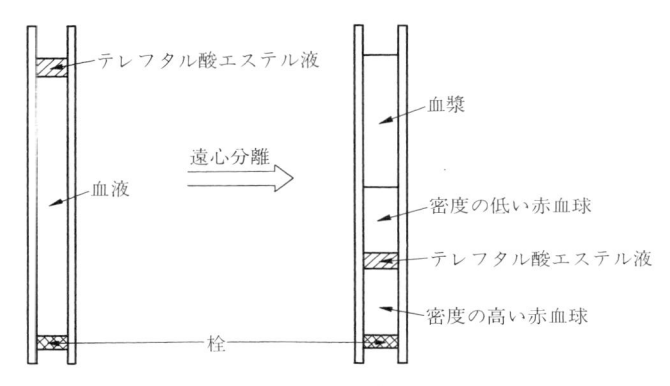

図 11.4 赤血球の年齢別分離

「赤血球が骨髄で産生されてから血管中を循環して脾臓で分解されるまでの経過時間」を赤血球年齢と呼ぶ。この間に，徐々に内包物の濃度が上昇するので，密度を指標にして赤血球を年齢別に分離できる。

超遠沈法（ultracentrifuge analysis）では，毎分（$1 \sim 6$）$\times 10^4$ 回転の回転速度によって，重力加速度の数十万倍の遠心力を用いる。超遠沈分析法では，沈降界面を光学的にとらえ，その沈降過程を観測する。沈降速度から，溶質分子の分子量を概算する。沈降速度は，媒体の粘度にも左右される。

酸素濃度計としては，**オキシメータ**（oximeter）や**酸素電極**（oxygen electrode）がある。オキシメータは，光線の透過度のよい生体組織部分（耳介など）に光を当てて，その吸光度から血液中のヘモグロビンの酸素飽和度を測定するものである。単純な酸素濃度ではなく，目的とする状態（他の物質との結合状態，エネルギー状態）の酸素の濃度を測定できる。

酸素電極では，基準電極との間に数百 mV の電圧をかけた陰極（白金）の

表面で起こる電気分解の酸素の反応量に応じて流れる電流によって，酸素濃度を定量する。

液体と他の流体（液体や気体）との間の界面において，界面に沿う方向に働いている力を**表面張力**（surface tension）と呼ぶ。周囲の雰囲気（気体の種類や湿度など）や界面を隔てた分子の間の親和性によって変化する。細管から一定量の液体を滴下させたときの滴数から，複数の液体間の表面張力の比を求めるのが，**測滴計**（stalagmometer）である。表面張力は，液体の密度に比例し，滴数に反比例する。

11.2 変形性・摩擦

流動速度に対する流動抵抗の比率を，**粘度**（viscosity）と呼ぶ。粘度を計測するには，流動速度と流動抵抗とを測定すればよい。流体中での速度分布から「**せん断速度**」（shear rate）として量的に流動速度を定義する（**図11.5**）。また，流動抵抗を単位面積当りの力として「**せん断応力**」（shearing stress）で定量化したとき，せん断速度との比率を粘性係数と呼ぶ。

（a）クエット流れ　　（b）ポアズイユ流れ

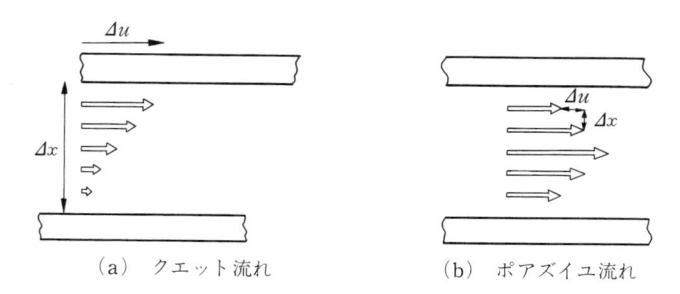

図11.5 せん断速度

$$(せん断速度) = \frac{(流動面間の相対速度 \varDelta u)}{(面間の距離 \varDelta x)} \tag{11.2}$$

$$(粘性係数) = \frac{(せん断応力)}{(せん断速度)} \tag{11.3}$$

11. 生体における物性の計測

　流動抵抗と流動速度との比率が一定の流体，すなわち粘性係数が一定の流体を**ニュートン流体**（Newtonian fluid）と呼ぶ。他方，流動速度によって粘性係数が変化する流体を**非ニュートン流体**（non-Newtonian fluid）と呼ぶ。血液は，その体積の 50％が赤血球である。そのため，赤血球の変形性，集合状態が，血液全体の流動抵抗に影響を及ぼす。流動速度によって，個々の赤血球の形状や集合状態が変化する。このため，血液は非ニュートン流体である。

　非ニュートン流体の場合には，**クエット流れ**（Couette flow）〔図 11.5（a）〕のような一様せん断場での測定が有効である。**円すい平板形粘度計**（cone and plate viscometer）は，このために工夫された装置である〔図 11.6（a）〕。すきま距離 x が回転軸からの距離 r に比例するので，せん断速度は回転軸からの距離によらず一定となる。

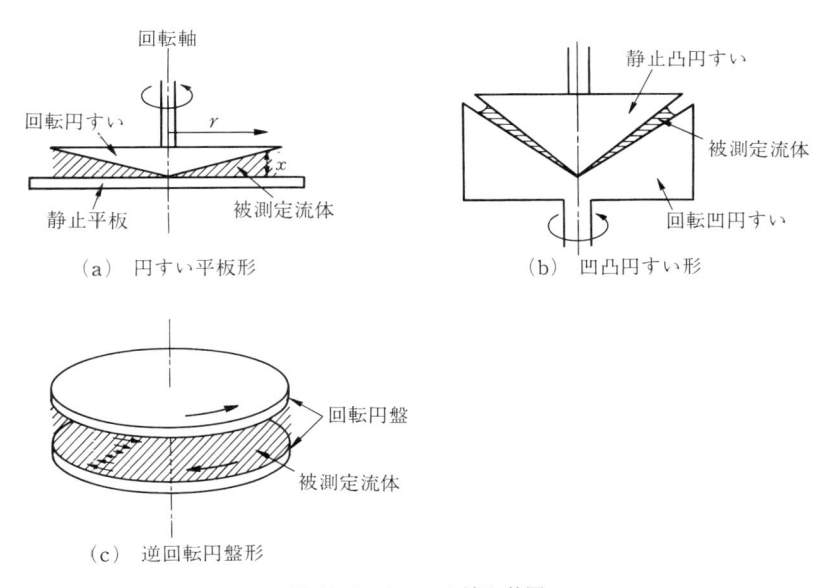

（a）円すい平板形

（b）凹凸円すい形

（c）逆回転円盤形

図 11.6　クエット流れ装置

　さらに，凹円すいと凸円すいを組み合わせて，凹円すいを回転させると，流体内の遠心作用を緩和させることができ，より純粋なクエット流れに近づけられる〔図 11.6（b）〕。

11.2 変形性・摩擦

非ニュートン流体の場合には，**細管**（capillary）内を流れるときの流動抵抗を測定する方法においては，速度分布が放物線状の**ポアズイユ流れ**（Poiseuille flow）〔図 11.5（b）〕からずれてしまうので，粘度測定の精度が悪くなる。

フィルタも粘度測定に用いられる。粘性係数の低い「さらさら」の液体では，フィルタのすきまを通過する速度が速い。したがって，通過時間の測定から，粘性係数を算出できる。赤血球を含む血液に対して，この方法を応用する場合に，フィルタの孔を赤血球がやっとすり抜けられる程度の大きさにしておくと，赤血球の変形性を測定できる。

流れのなかでの赤血球の変形を観察するためには，細部において（時間・空間的に）安定した流れになっていることが望ましい。この目的で工夫された装置に，**レオスコープ**（rheoscope）がある。先に述べたような円すいと平板との組合せにおいては，流れの安定性を保つのが必ずしも容易ではない。むしろ，2枚の平行な平板を組み合わせるほうが，安定した「せん断流れ」を実現しやすい。

逆回転レオスコープ（counter rotating rheoscope）では，「たがいに逆の方向に回転する2枚の円盤」〔図 11.6（c）〕間のせん断流れを観察する。中間の静止面においては，せん断流れのなかでの様子を観察しやすい。赤血球の懸濁液を挿入して，浮遊状態の赤血球の変形を顕微鏡下に観察できる。

楕円体の変形の程度は，短軸と長軸との比率によって定量化される。式（11.4）の変形指数の値は，短軸と長軸とが等しい球では0となり，変形が進行してつぶれた楕円体になると1.0に近づく。

$$（変形指数）=\frac{（長軸長）-（短軸長）}{（長軸長）+（短軸長）} \tag{11.4}$$

せん断流れ場で変形する前の赤血球は，両凹円盤であり，球ではないが，せん断によって楕円体になるので，式（11.4）を利用して変形の程度を評価できる。

赤血球の変形は，流れの「せん断応力」による。しかし，両者の関係は比例

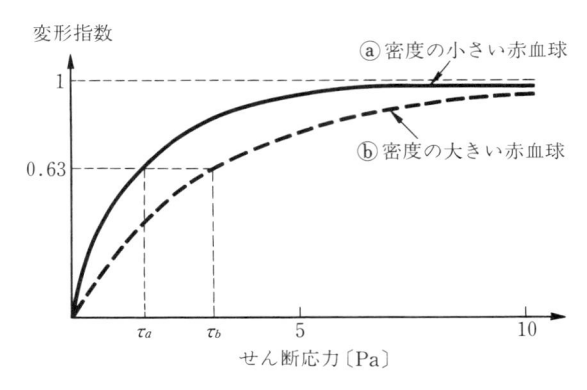

図11.7 赤血球変形の特性応力 τ
（図 4.11 の「時定数」と類似）

関係ではない（**図 11.7**）。「変形指数」と「せん断応力」を，おのおの式(4.6) の Q と t に当てはめて，Q_0 を 1 とすると，τ は変形指数が 0.63 になるときのせん断応力を表す。密度の小さい赤血球においては，τ が小さい。すなわち，より小さなせん断応力で変形が進行する。

マイクロピペット（micropipette）**法**では，先端の細いガラス管を用いる。細胞の全体または一部を吸引して，吸引された量と吸引圧力との関係から細胞の力学特性を測定する。例えば，赤血球を浸透圧の低い溶液（低張溶液）のなかで球の少々手前の形まで膨らませてから，吸引して**図 11.8** のような状態にする。

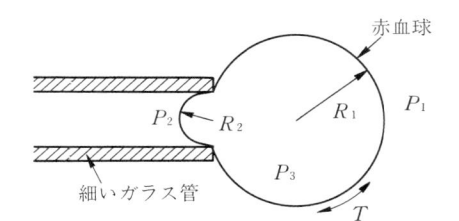

図 11.8 マイクロピペット法

膜にかかる単位長さ当りの張力 T は，吸引圧（$P_1 - P_2$）と膜の幾何学的形状（球の半径 R_1, R_2）に伴って変化する。球面における力のつりあいに，**ラプラスの法則**（law of Laplace）を適用すると，大球については，式（11.5）となる。P_3 は赤血球内圧である。

11.2 変形性・摩擦

$$2\pi R_1 T = (P_3 - P_1)\pi R_1^2$$
$$2T = (P_3 - P_1)R_1 \tag{11.5}$$

同様に，小球については，式 (11.6) となる．

$$2T = (P_3 - P_2)R_2 \tag{11.6}$$

二つの物体が相互にずれを生じるような運動をするとき，両者が接触する面においては，たがいの運動を妨げる方向に抵抗力が生じる．この力を摩擦力と呼ぶ．一つの軸の周りの回転運動のように，運動を簡単に具現できるときには，物体に運動を与えて擦れ合うときの抵抗力を測定すればよい．

しかし，生体の関節における運動のように回転中心が移動していく運動〔図10.3（d）参照〕の場合には，外部から拘束して，運動を制御することが困難である．振り子を構成して，自由振動させたときの振幅の減衰を測定する方法が有効である．

接触圧力の測定においても，接触状況の変化を最小限に抑えて，界面での圧力を測定する工夫が必要である．感圧紙（図4.6参照）を，寝具と体表との間での接触圧力分布の計測に応用し，褥瘡（bedsore）の発生との関連を調べることができる．

変形性（compliance）の大きい測定対象物においては，基準位置の固定に工夫が必要なことがある．「引張り」など，材料を変形させる試験においては，装置に試料の特定の位置を固定して，所定の変形を加えることになる．

例えば，試料と装置の固定具との接触面に垂直力を加えて，面間の摩擦によって固定する方法がある．変形性の大きい試料の場合には，垂直力が大きすぎると，固定位置で材料の断面が極端に減少したり，裂け目が入ったりする．この状態で引っ張ると，固定位置に変形が集中し，破断してしまう．したがって，固定位置での垂直力を細かく調節したり，装置と試料との接触面積を増やして圧力を減少させたりする工夫が必要となる．

一般に生体を構成している組織や器官は，変形性，流動性が大きい．例えば，頭皮の引張試験，へその尾の内圧試験などにおいては，上述のような固定位置における工夫が有効である．

また，生体組織は，特性が異なる複数の要素が集合している複合材料とみなせる。材料において作用している「応力」を「ひずみ」(4.1節参照) で除した値を**弾性係数** (modulus of elasticity) と呼ぶ。材料の弾性範囲を超えると，応力が増加することなく変形が進行しはじめる点が現れる。この点を**降伏点** (yield point) と呼ぶ。生体組織においては，複数の弾性係数や複数の降伏点をもつと考えて計測する必要がある (図11.9)。

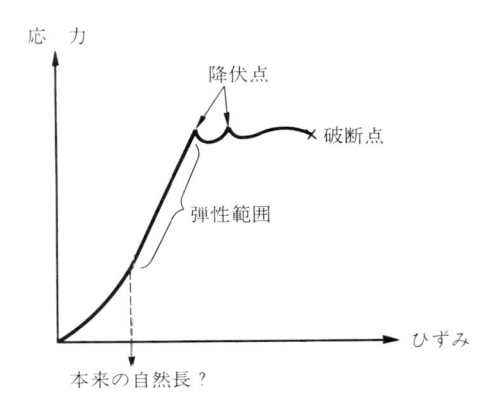

図11.9 複合材料の応力-ひずみ線図 (stress-strain diagram) の例

中立状態を定義するのも容易ではない (10.1節参照)。引っ張りはじめる前の状態では，たるんでいる繊維組織などもあり，自然長を定義しにくい。

変形量に応じて生じる抵抗力を弾性力と呼ぶのに対して，変形速度に応じて生じる抵抗力を粘性力と呼ぶ。生体組織は変形量と同時に変形速度に応じて抵抗力を生じるので，弾性と粘性との複合した性質を計測することになる (図11.10)。この性質を**粘弾性** (viscoelasticity) と呼ぶ。

弾性要素と粘性要素とを直列に接続したモデルを，**マックスウェルモデル** (Maxwell model)〔図 (c)〕と呼ぶ。両者を並列に接続したモデルを，**ケルビンモデル** (Kelvin model)〔図 (d)〕または**フォークトモデル** (Voigt model) と呼ぶ。

マックスウェルモデルにおいて，ある瞬間に変形を与えてそのまま維持すると，粘性要素が徐々に変形して，弾性要素の抵抗力が減少する。この現象を**応

(a) 弾性要素 — 力 vs 変形量

(b) 粘性要素 — 力 vs 変形速度

(c) マックスウェルモデル

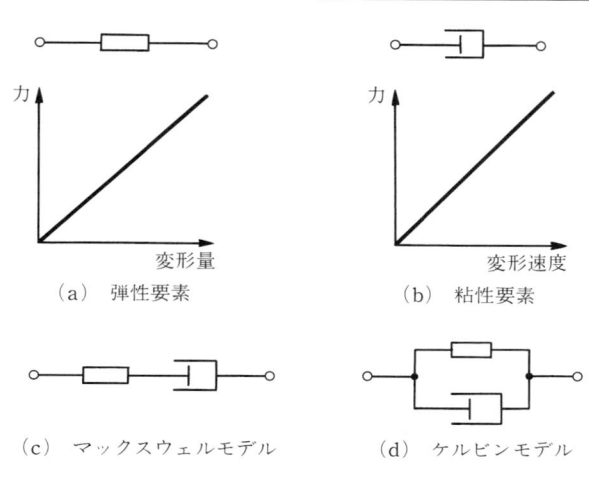

(d) ケルビンモデル

図 11.10　粘弾性モデル

力緩和（stress relaxation）と呼ぶ。ケルビンモデルにおいて，ある瞬間に力を加えてそのまま維持すると，粘性要素が徐々に変形して，弾性要素の抵抗力に応じた変形量に漸近する。

筋などのように刺激に応じて収縮する組織では，刺激（3.1節参照）を制御しながら試験する必要がある。

11.3　破壊強度

変形性試験において，変形の限界を測定する必要があるときがある。限界を超えると，物体は空間的連続性を失ったり，もとの機能を失ったりする。こうした物体の変化を破壊と呼ぶ。変形限界内でも，繰返し変形や長時間にわたる変形によって破壊に至る現象を疲労破壊と呼ぶ。

生体は，安定状態からのずれが，ある一定の範囲内であれば，安定状態に戻るような制御機構を有している。これを**ホメオスタシス**（homeostasis）と呼ぶ。したがって，生体組織の自己修復能力の限界や，生体組織が急に安定性を失うような「閾値」を調べることは大切である。

11. 生体における物性の計測

しかし，生体全体において，自己修復能力を超えた試験は，非現実的である。たまたま傷害を受けた事例から計算する方法や，生体の一部において破壊試験を行う方法がある。

組織圧縮強度の例として，喉頭組織の強度の測定例をあげる。声帯を中心とする喉頭部の観察に用いる鏡のことを**喉頭鏡**（laryngoscope）と呼ぶ。この喉頭鏡は，「人工呼吸器から気管へと気体を送るチューブ」を挿入するときのガイドとしても用いられる。そのブレードによって，喉頭部の組織を傷つけてしまうことがある。

感圧紙（図4.6）を利用した計測によれば，気管内挿管時に喉頭鏡ブレードと上気道組織との間で発生する圧力は，喉頭蓋で1 MPa，上切歯で0.1 GPaである（図11.11）。また，1.6 MPa以上の圧力がかかると，喉頭蓋組織が破壊される（粘膜が破れて出血する）。

赤血球は，膜が破断すると，内容物であるヘモグロビンが溶出して，酸素運搬能力を失う。これを**溶血**（hemolysis）と呼ぶ。赤血球の破壊強度試験には，浸透圧抵抗試験，クエット流れ試験などがある。

浸透圧抵抗試験では，段階的に濃度を違えた塩化ナトリウム水溶液に血液を

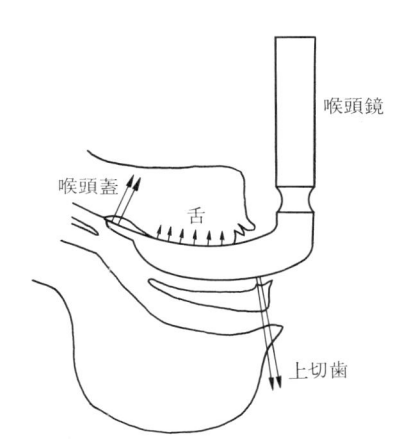

図11.11 気管内挿管時に喉頭鏡ブレードと上気道組織との間で発生する圧力

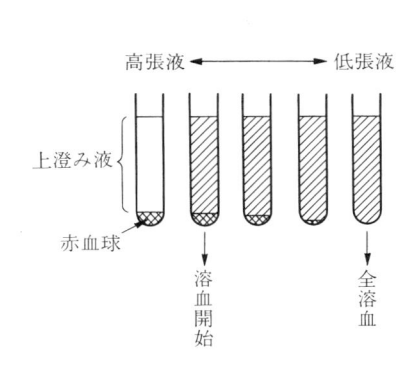

図11.12 浸透圧抵抗試験

滴下して，しばらく放置した後の溶血をみる（図 **11.12**）。溶液の浸透圧が高くて〔**高張液**（hypertonic solution）〕溶血が起こらないときには，上澄み液は，ほぼ無色透明であり，溶液の底に赤血球が沈降する。溶液の浸透圧が低くなって〔**低張液**（hypotonic solution）〕溶血が始まると，赤血球から溶出してきたヘモグロビンによって上澄み液が赤色になる。この浸透圧を溶血開始点と呼ぶ。さらに浸透圧が低くなると，底に沈んだ状態の赤血球が認められなくなる。この浸透圧を全溶血到達点と呼ぶ。

流れのなかでの赤血球の破壊は，流れの「せん断応力」や「せん断速度」によっている。赤血球は，流れのなかで，ラグビーボール状に変形し，**タンクトレッド運動**（tank tread motion）をする。すなわち，全体の形状は変わらずに，トレッドミルのように，表面の膜が回転移動する。この移動のなかで，膜が繰り返し変形を受ける。このとき，「せん断応力」によって，変形の程度が決まる（図 11.7）。また，「せん断速度とせん断時間との積」によって，赤血球膜の累積回転数が決まる。この両者が，おのおの，疲労破壊における「**応力振幅**」と「**繰返し数**」に対応する。

クエット流れ試験（図 11.6）では，せん断応力，せん断速度，せん断時間を設定して，赤血球の破壊を観察する。赤血球が流体中のどこにあっても，等しくせん断を受けられるように工夫する。

凹凸円すい試験機〔図（b）〕では，「外側の凹円すいを回転させる，重力と遠心力を平衡させる，縁をなくす」などの工夫によって2次流れの影響を抑えている。ポアズイユ流れは，赤血球がせん断速度の小さい中心軸付近に集合してしまうので，破壊試験に向いていない。

赤血球の破壊率は，機能的には**溶血率**で評価される。赤血球をすべて溶血させたときのヘモグロビン濃度を別に測定し，試料血液を遠心分離したときの上澄み液の体積比率，および上澄み液中のヘモグロビン濃度から算出できる。

$$（溶血率）= \frac{（赤血球外へ溶出したヘモグロビン量）}{（もとの赤血球内に含まれていたヘモグロビン量）}$$

(11.7)

章 末 問 題

問 11.1 1 mm³ 当りの赤血球の個数が 5×10^6，ヘマトクリットが 50 % のとき，赤血球 1 個の体積（平均値）を算出せよ．

問 11.2 6×10^4 rpm の回転速度によって重力加速度の 20 万倍の遠心力を得るための回転半径を求めよ．

問 11.3 37 °C の血漿の浸透圧を算出せよ．

問 11.4 破壊試験後の試料血液において，全血液のヘモグロビン濃度が 15 g/dl，ヘマトクリットが 50 %，血漿中のヘモグロビン濃度が 30 mg/dl のとき，溶血率〔式 (11.7)〕を算出せよ．

12 生体における音，流れの計測

本章では，生体における音，流れの計測の実例について学ぶ。

12.1 音波

　生体内部では，いろいろな部位において，音（弾性波）が発生している。また，物質の密度や弾性率によって音の伝達速度〔**音速**（acoustic velocity）〕が変わる。音速は，273.15 K，0.101 325 MPa の空気においては，3.3×10^2 m s^{-1} である。気体中の音波の速度は，絶対温度の平方根に比例して増加する。他方，25°Cの蒸留水中では，1.5×10^3 m s^{-1} である（5.1.2項参照）。ゆえに，生体組織における音の伝わり方を測定することによって，その性質を計測することができる。生体における音の発生源や発生原因は，すべてが解明されているわけではない。

　心臓は血液ポンプであり，心筋の収縮，弛緩によって心室の容積が収縮，拡張を繰り返し，一方通行弁（one way valve）の開閉によって拍動流を吐出する。この弁の開閉や筋の動きに伴う振動を音としてとらえるのが**心音計**（phonocardiograph）である（**図 12.1**）。

　振動の周期，周波数，タイミングなどを解析すれば，弁の開閉の様子などを推定できる。例えば，弁の付近の流路が狭められて血流が不安定に乱れれば，弁での振動の期間が延長する。この弁の異常な振動は，心雑音として測定される。

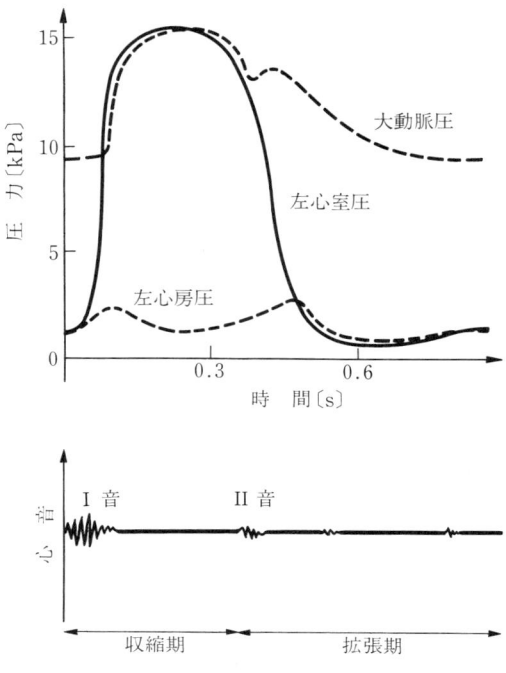

図 12.1 心臓周期と圧力変化，心音図〔第Ⅰ音は心室収縮時の筋の収縮による房室（入口）弁および血液の振動，第Ⅱ音は心室弛緩時の半月（出口）弁および血液の振動に伴って生じる〕

　通常の聴診器は体壁上の1点で集音して両耳で聞くようにつくられているが，離れた2点で集音しておのおのを左右の耳で聞くようにすれば，ステレオ効果がある．音源の方向がわかれば，三角法を応用して発信源からの距離がわかることになる．

　心音の発生部位を特定する工夫として，先端にセンサを設けた**カテーテル**〔変形性管（catheter）〕を心腔内に挿入する**心腔内心音法**（intracardiac phonocardiography）がある．

12.2 流　　体　　圧

　膜を隔てた圧力差は，膜の形状を維持し，また，浸透圧とともに物質交換の駆動力として重要である．特に血管内圧は，さまざまな方法で測定される．

　脈圧計（sphygmomanometer）では，既知の圧力で外部から圧迫して，ヒト動脈血管の内圧を測定する（圧迫法）．圧力を高いほうから少しずつ低下させていき，流れが途絶えていた状態から再開されるときの変化をとらえ，圧力の時間周期的変動の最大値と最小値を計測する．上腕動脈においては，最大値 16 kPa，最小値 9 kPa 程度である（1 Pa $= 7.5 \times 10^{-3}$ mmHg）（**図 12.2**）．

　毛細管脈圧計（capillarotonometer）では，血液量の変化による生体の光透

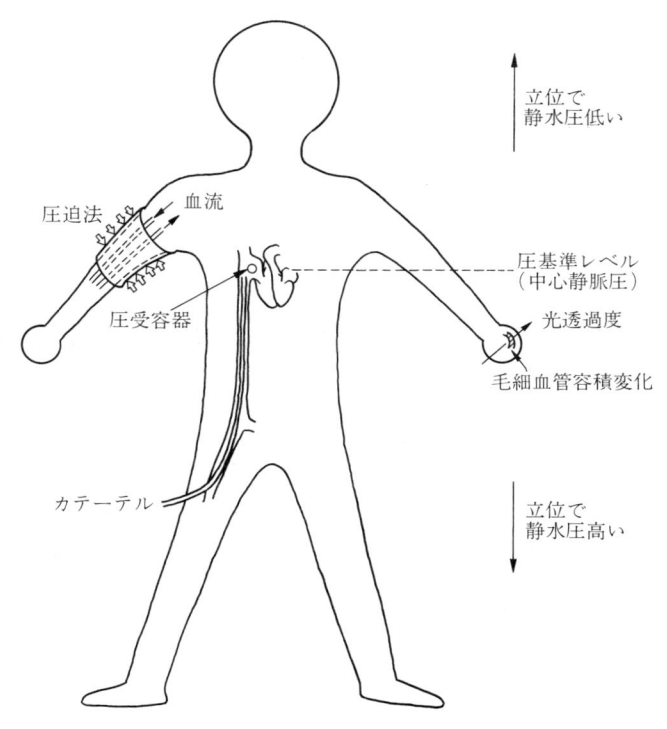

図 12.2　血圧測定（1.1 節参照）と圧受容器の位置

過度変化で判定する。これは、血管の容積変化から圧力の変動を読み取る方法である。別に血管の容積と血管内圧力との関係を求めておく必要がある。

直接的に血圧を測定するには、カテーテルなどの中空の細管中に0.9％濃度塩化ナトリウム水溶液を充てんしたものを血管内に挿入して、血管内圧力をダイヤフラム形センサ（図4.3参照）などによって電気信号に変換する〔**電気血圧計**（electromanometer）〕（4.1節および5.1.2項参照）。

血圧の静水圧成分は、水位差の影響を受けるので、心臓の位置を基準にする。立位では、足では静水圧が高く、頭では静水圧が低くなっている。右心房の内圧を**中心静脈圧**（central venous pressure）と呼ぶ。

なお、生体自体がもつ信号変換器として、**圧受容器**（baroreceptor）と呼ばれるものがある。これは、力学信号（圧力）から電気信号への変換器で、心房の壁に位置している。静脈から戻ってくる血液量が増加して心房内圧が上昇すると、それに合わせて心室が駆出する流量を増加させるような制御機構が備わっている。

眼圧計（tonometer）では、既知の圧力による変形量で比較する。変形量を、角膜陥凹の深さ、または変形で生じた平面の面積から判定する。加圧するときの力は0.05 N程度で、時間は数分間である。

12.3 流速・流量

流体の計測においては、流路の固定位置で測定する方法と、流体の標識部分、すなわち流れに乗って測定する方法とが考えられる。逆回転レオスコープ（図11.6参照）は、後者の測定のために工夫された装置の例である。一般に、流体計測では、複数の位置で、時間とともに変化するデータを測定することになる。単位時間に流路の断面を通過する流体の体積を**流量**（flow rate）と呼ぶ。**表12.1**に流量計の種類をあげる（図2.6参照）。

管路を流れる流体の流量を測定する方法として単純な例は、管を途中で分断して、単位時間当りに流れ出てくる流体の体積を計測する方法である。この方

12.3 流速・流量

表12.1 流量計

分類	例
開放流路	容積測定法，滴数計（輸液）
閉鎖流路	
・流路変形あり	絞り，オリフィス
・流路変形なし	
─抵抗体	水車・風車，浮子
─熱希釈	
─電磁効果	電磁流量計
─標識	赤血球，造影剤，気泡（流速分布） ドップラー効果
─超音波伝ぱ速度差	
─運動量変化	
─体積変動	プレチスモグラフ

法は，流体の排出口のように，もともと流路が開放されている場合には有効である．輸液の際に，流路の途中に細管の切断された部分を設けて流体を滴下させ，単位時間の滴数で流量を計測する．しかし，血液循環のような閉鎖循環回路には適用しにくい（問12.2参照）．

流路を切断することなく通過体積を測定する工夫としては，流路の途中に水車や風車を設置する方法がある．人工呼吸における気体流量の測定などに用いられる．重力場を利用して鉛直に保持したテーパ管内の流れを利用して**浮子** (float) の平衡位置から測定する方法「**ロータメータ** (rotameter)」もある．

流路抵抗と圧力差から間接的に算出することもできる．

$$（圧力差）=（流量）\times（流路抵抗） \tag{12.1}$$

圧力差の変化から流量の変化を測定することができる．

流路の途中を狭めて抵抗の大きい場所を設けて圧力の降下を大きくし，上流と下流との圧力差から流量を算出するのが，**絞り流量計** (throttle flowmeter) である．流路の途中に**孔** (orifice) が開いた板を挿入してもよい．

熱希釈の原理を利用して，温度変化から流量を測定できる．例えば，対象流体と温度の異なる流体を瞬時に注入した後，その流体の温度の時間変化を測定すると，流量が大きいほど，速くもとの温度に回復する．また，血管の一部を暖めれば，その上流と下流の血液に温度差が生じる．この温度差は，流量が大

きいときには小さくなる。温度差を熱電対などで測定する。

電磁流量計（3.1節参照）では，ファラデーの電磁誘導の法則を利用している（**図12.3**）。血液などのイオンを含む流体の流れにおいて，流れに垂直に磁界を与えると，両者に垂直な方向に平均流速に比例した起電力が生じる（フレミングの右手の法則）。導電性の液体の流れにおいて応用可能であるが，絶縁性の流体には応用できない。血液中のイオン密度の変化など，流体の導電性の変化に注意する。

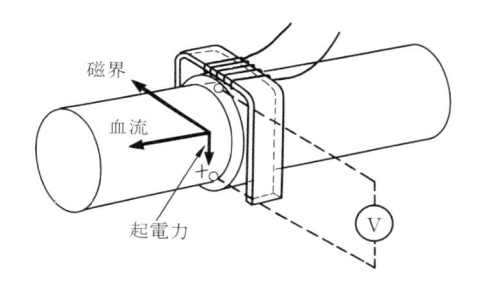

図12.3 電磁流量計

流量計測では，直流成分（2.1節参照）の補償が難しい。動脈内の血流は脈流で，心臓の付近では，周期的に流れが停止する。この停止を利用して，ゼロ点を逐次チェックする方法が工夫される。血管周囲に，はめ込む方式のセンサでは，血管壁と電極（起電力検出用）の接触状態が安定している必要がある（4.2節参照）。血管壁を露出するために，周囲の組織を剝離しなければならない。

他方，カテーテルの先端にセンサを位置させた方式では，血管直径を別に測定しないと流量を算出できない。

$$（流量）=（断面積）\times（断面内平均速度） \tag{12.2}$$

$$（流量）=（流速の断面内の積分） \tag{12.3}$$

標識を利用して流速を測定し，流路断面内の流速分布から流量を算出する方法がある。標識には，赤血球，造影剤（10.3.3項参照），気泡などが用いられる。ただし，気泡は細い血管を一時的にふさぐ危険があるので，in vivo では用いない。流速分布を仮定して流量を算出する方法においては，断面内流速分

12.3 流速・流量

布が計算の仮定からずれると誤差を生じる。

ドップラー効果（Doppler effect）を利用して，赤血球の速度を計測できる。超音波**パルスドップラー**（pulse-Doppler）**法**では，赤血球に対して超音波を発射したときに，反射して返ってくる波の周波数が変化することを利用する。レーザドップラー血流計では，レーザ光を「移動する赤血球」に照射したときに起こるドップラー効果による周波数変化を検出する。

また，超音波は，流れの順方向への伝ぱが速く，逆方向では伝ぱが遅い。これを利用して，血流を斜めに横切る超音波の伝ぱ時間を，順方向と逆方向とで比較する。超音波の横切る線における平均流速を計測できる。

弾動心拍出量計（ballistocardiograph）では，心室が動脈系に一挙に血液を駆出する際，および駆出された血液が大動脈弓によって進行を曲げられる（運動量が変化）際の反動を，個体全体の振動から計測する。

プレチスモグラフ（plethysmograph）は，肢体容積計とも呼ばれ，体積変動を記録する方法である（図 12.4）。身体のある区域，あるいは全体を体積一定の容器内に閉じ込めて，体積または圧力の変動を測定すれば，体液のその区域への出入りを計測することができる。この方法によって得られた体積の時間変化曲線を，**プレチスモグラム**（plethysmogram，体積曲線）と呼ぶ。血液以外の流通を阻止すれば，間接的に血液流れを計測できる。

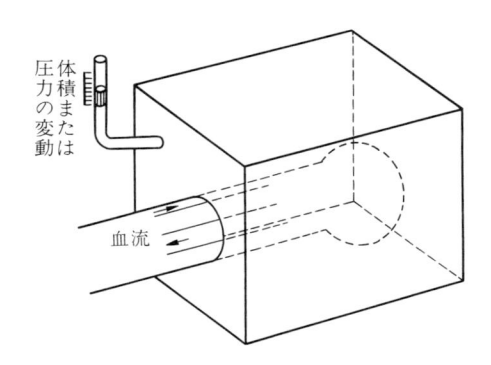

図 12.4 プレチスモグラフ

章　末　問　題

問 12.1　立位で心臓から 0.4 m 上の頭部動脈血管内圧を算出せよ。

問 12.2　血管を切断して血流量を測定すると，もとの血流量と異なる値が測定される。その原因をあげよ。

13 生体における電気，磁気の計測

本章では，生体における電気，磁気の計測の実例について学ぶ。

13.1 導電性

電気抵抗を測定するためには，対象物に電流を流さなければならない。オームの法則に従う物体では，流れる電流によらず，電気抵抗の値は一定である。しかし，一般の物体は，オームの法則に従わないので，目的とする電流を流して，そのときの電気抵抗を測定することが望ましい。

生体組織においては，組織が変成を受けない程度の刺激（電流）を与えることになる（3.3 節参照）。生体を構成する組織のなかで，脂肪組織は絶縁体として作用する。生体を構成する体液の抵抗率（4.1 節参照）は，1 Ω m 程度である。

皮膚の電気抵抗は，1 MΩ 程度である。人体に外部から 1 V 程度の電圧を加えると，数 μA 程度の電流が流れる。周囲組織に比べて電気抵抗の低い場所があり，東洋医学の経穴（つぼ）との関連性が調べられている。

発汗などによって，生体の電気抵抗は変動する。手のひら表面の 2 点間に数 V の直流電圧を加えると数 μA の電流が流れる。この電流値は，刺激に応じて数十％程度変動する。**皮膚電気反射**（galvanic skin reflex）では，汗腺における電気抵抗の変化を測定する。うそ発見器と呼ばれるものも，この変化を利用する。表皮の最上層を構成する角質は電気抵抗が大きく，皮下組織を電気刺激

から守る働きを担っている。

細胞膜は，厚さが5〜10 nmと薄く，内部が疎水性である。細胞膜を静電容量素子と考えると，面積1 cm²当り1 μF程度に相当する。細胞膜の静電容量により，周波数1 kHz以下の交流では，電流は細胞内に流れ込まない（**図13.1**）。したがって，細胞の配列などを計測する場合には，1 kHz以下の周波数を用いることになる。

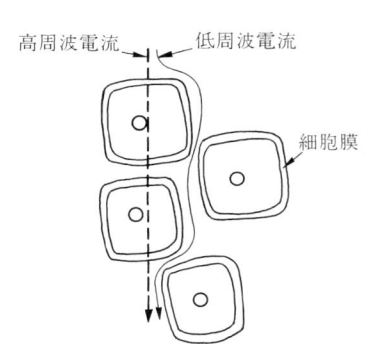

図 13.1 高周波電流と低周波電流の通り道

心臓，肝臓，腎臓などの臓器に針電極を刺入して，1 kHzの周波数で1 V程度の交流電圧を加えると，0.5 mA程度の電流が流れる。電流に対する電圧の位相の遅れ（4.2節参照）を測定し，静電容量素子と電気抵抗素子との直列等価回路（5.1.1項参照）を適用すると，1 μF程度の静電容量と0.1〜0.5 kΩ程度の電気抵抗が算出される。

交流における「電圧/電流」の値を**インピーダンス**（impedance）と呼ぶ。生体組織のインピーダンスを測定することによって，組織の状態を推定することができる。

体脂肪率を計測する場合には，50 kHz程度の周波数の交流を用い，細胞膜を通過した電流を測定する。0.4 MΩ程度のインピーダンスが測定される。運動や入浴の後は数値が変動する。血液流れに影響されるためである。1 kHz以下の低周波と10 kHz以上の高周波とでは，生体組織への電流の流入が異なることに注意する。生命活動に影響を与えない電流の限界値も違ってくる。

電気泳動（electrophoresis）は，一定の電場のなかに被測定溶液を展開し

て，分子の荷電および大きさによって，溶質を区分識別する方法である。溶質の代わりに細胞の移動を測定するのが**細胞電気泳動法**（cell electrophoresis）で，細胞表面の荷電状態を計測することになる。

13.2 電気信号

　生体の大部分は，Na^+，Cl^-などのイオンの水溶液で構成されている。もしも全体が均一なイオン水溶液にすぎなかったならば，複雑な生命活動を営むことは不可能であったであろう。不均一を維持するのに重要な「仕切」の役割を果たしているのが，膜である。生体膜におけるイオンの選択的透過性に伴って，さまざまな電気現象が観測される。細胞膜は脂質二重層を基本とし，たんぱく質の組み込まれ方によって，膜の機能の多用性が保たれている。

　例えば，K^+イオンは細胞の外側よりも内側の濃度が高い。K^+を内から外へ通過させうる通路が開放されている。逆に，Na^+イオンは細胞の内側よりも外側の濃度が高い。したがって電気的な平衡によって，通路が開放されていても，K^+は内から外へ出ていかない状態になっている。

　かりに，電気回路で，細胞の内外を連絡すると，K^+が内から外へ出ていくことになる。その駆動力は0.1 V程度の起電力に相当する。このK^+イオンの通路を「＋極を外に向けた直流電源」と考えればよい（**図13.2**）。この細胞の内側の電位を，-0.1 Vの**静止電位**（resting potential）と呼ぶ。

　細胞膜電位を測定するには，先端の直径を$1\,\mu m$以下に加工した**ガラス電極**（glass electrode）を細胞内に刺入する。細胞膜の変形性に対して，電極を振動させると刺入しやすい。また，細胞を固定するために，マイクロピペット法（11.2節参照）も応用される。

　神経細胞や筋細胞の膜においては，1 ms程度の短時間だけ，Na^+イオンを外から内へ通過させうる通路が開く場合がある。この通路は「＋極を内に向けた直流電源」と考えればよい。このとき，細胞の内側の電位は-0.1 Vから一時的に＋になり，1 ms後に，再び-0.1 Vに戻る。この電位変動をおのおの

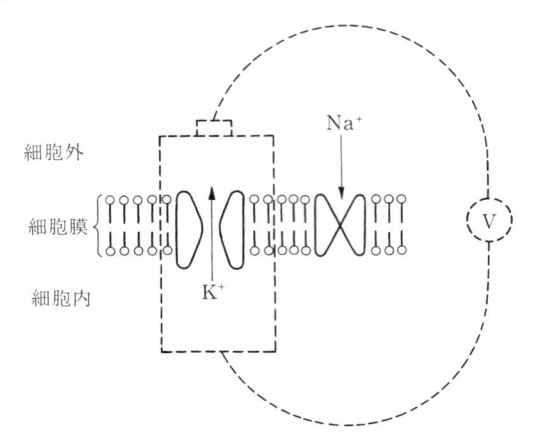

図 13.2 細胞膜静止電位

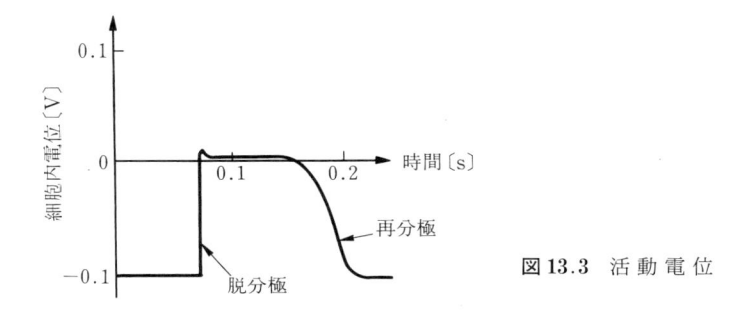

図 13.3 活動電位

脱分極（depolarization），**再分極**（repolarization）と呼び，一連の変動全体を**活動電位**（action potential）と呼ぶ（**図 13.3**）。

活動電位は，生体内の全部位で同時に（同位相で）起こるわけではなく，つぎつぎに伝ぱしていく。また，四方八方に一様に伝達されるわけではなく，神経細胞のような特定の道筋に沿って，周囲より速く伝達される。ゆえに，電位変動のタイミングが場所によってずれるので，体表の2点間において電位差として計測できる。この電位差の変動から，活動電位の周期や伝達方向を推定できる（**表 13.1**）。

心臓における活動電位の時間変化を表示したものを**心電図**（electrocardiogram：ECG）と呼ぶ。左手，右手，左足および胸部に，電極を設定する。電

13.2 電気信号

表 13.1 活動電位の種類

種　　類	基本周波数, 振幅
心電図, 負荷心電図	1 Hz, 1 mV
筋電図, 誘発筋電図	0.03 kHz, 1 mV
脳波, 大脳誘発電位 （視覚誘発電位, 聴覚誘発電位, 体性感覚誘発電位）	0.01 kHz, 0.01 mV
電気眼球図記録法（electro-oculography：EOG）[*1] 電気眼振図（electro-nystagmogram）[*2]	1 mV
網膜電位図（electroretionogram）	0.5 Hz, 0.5 mV
胃電気描図（electrogastrogram）[*3]	0.03 Hz

* 1　眼球運動による。
* 2　眼の位置によって電場が変化する様子。
* 3　片方の電極を胃のなかに挿入し, 他方の電極を身体の適当な場所に置く。

極と体表面との接触状態の安定性に注意する（4.2 節参照）。心電図は, 1 mV 程度の振幅で, 1 Hz 程度の基本周波数である。波形の概略を**図 13.4** に示す。波形のおのおののピークを P, Q, R, S, T という名称で呼ぶ。P は心房における脱分極, QRS は心室における脱分極, T は心筋における再分極に対応する。

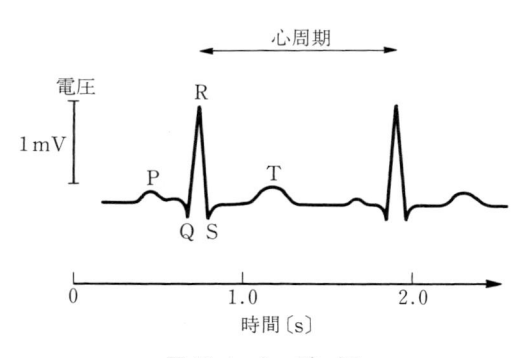

図 13.4 心　電　図

診断では, 波形から, 活動電位の周期の異常, 伝ぱ方向の異常を検出する。20 Hz 程度までの高調波（2.1 節参照）で波形を分類でき, 診断に役立てられる。

携帯形長時間心電図記録装置〔ホルタ（Holter）心電計〕は，長時間にわたって心電図を計測し，**不整脈**（arrhythmia）などを診断するのに用いられる。不整脈は，心臓における電気現象のリズムの乱れであり，心臓の収縮，拡張のリズムの乱れに対応する。長時間にわたる電気信号の計測になるので，記憶容量が十分でないときには情報の選択，圧縮（8.3節参照）が必要になる。

負荷心電図（exercise electrocardiogram）では，膝の屈伸，階段昇降，自転車のペダルこぎなどの運動負荷（3.2節参照）を被験者に与えて，心電図を測定する。生体の心臓の血液ポンピング能力には，余裕がある。したがって，心筋の一部が収縮能力を失っていても，安静時には支障がない。しかし，運動負荷を与えると，より多くの血液を吐出する必要が生じるために，心臓のリズムの乱れが顕在化する。

吸気のなかの酸素濃度を低くして試験するのも，同様の目的による。すなわち，所定量の酸素を生体内の各組織へ運搬するために，より多くの血液流量を必要とする状況をつくり出して，心臓が仕事量の増加に対応できるかどうかを心電図で測定する。

骨格筋における活動電位の時間変化を表示したものを**筋電図**（electromyogram：EMG）と呼ぶ。体表面に電極を張り付けると，$1\,\mathrm{mV}$ 程度の振幅で，$0.03\,\mathrm{kHz}$ 程度の基本周波数（2.1節参照）の電圧変動が測定される。筋繊維ごとの筋電図を測定しようとする場合には，針電極を刺入する。筋を支配している運動神経を皮膚上から電気刺激して記録された筋電図を，**誘発筋電図**（evoked electromyogram）と呼ぶ。

「大脳皮質内の多数の神経細胞の活動電位が重なり合ったものとして，ヒトの頭皮において測定される電気信号」のうち，自発性に現れる電位変動を**脳波**（electroencephalogram）と呼ぶ。周波数帯ごとに分類して，$0.5 \sim 3.5\,\mathrm{Hz}$ を δ，$4 \sim 7\,\mathrm{Hz}$ を θ，$8 \sim 13\,\mathrm{Hz}$ を α，$14 \sim 25\,\mathrm{Hz}$ を β，$26\,\mathrm{Hz}$ 以上を γ と呼ぶ。$0.01\,\mathrm{mV}$ 程度の振幅が測定される。測定に伴うアーチファクト（2.2節参照）や筋電図などの目的外の信号を取り除く工夫が必要である（7.1節参照）。

脳波の測定においては，多数の電極を配置する。時間変化のみならず，位置

ごとの脳波の類似性を，分布図として表示して脳における電気現象を推定する。

「感覚器官が受けた刺激に対応して，大脳において測定される電位変動」を大脳誘発電位と呼ぶ。視覚刺激によるものを**視覚誘発電位**（visual evoked potential），聴覚刺激によるものを**聴覚誘発電位**（auditory evoked potential），皮膚などの感覚刺激によるものを**体性感覚誘発電位**（somatosensory evoked potential）と呼ぶ。

強誘電体の結晶において，ある方向に力を加えると，定まった方向に分極を示すことを**圧電効果**（piezoelectric effect）と呼ぶ。生体組織も，その変形に伴って電気信号を発生する。

13.3 磁気信号

生体内の体液はイオンを含んでいる。体液の流れは電流効果を示す。また，活動電位の伝ぱも電流効果を示す。さらに，流れや伝ぱは一定ではなく，時間とともに変動する。これらの生命活動から磁界が発生する。

心筋において発生する電位変化の伝達は，電流と等価であるので，それによって生じる磁界を体外で測定するのが**心磁図**（magnetocardiogram）であり，その大きさは 10^{-11} T（表1.3参照）のレベルである。同様に，脳磁図では 10^{-13} T のレベルである。地磁気による磁束密度が 10^{-4} T のレベルであることと比較して考えてみよう。

生体からの磁気信号は，周囲環境における磁気信号と比べて微弱である。したがって，計測においては，周囲の磁気的影響を除いた信号を取り出すことを目指すことになる。また，微弱な信号のエネルギーが熱エネルギーなどの形で失われて減衰しないように，低温での計測や，電気抵抗の少ない回路を利用した計測を工夫することになる。超伝導などの現象を応用する試みが行われている。

磁気センサには，クーロン力を利用する「磁針」，電磁誘導を利用する「コ

160　13. 生体における電気，磁気の計測

イル形磁気ヘッド」，固体内の磁気効果を利用するものなどがある。

超伝導量子干渉計（superconducting quantum interference device：SQUID）では，磁束量子（2×10^{-15} Wb）を最小単位として測定できる。超伝導リングに絶縁体接合部を挟んでおく。磁界が加わると，磁界を打ち消す方向にリング内に超伝導電流が流れる。リング電流が臨界値に達したときだけ，接合部の超伝導がくずれて磁束量子が侵入する。減少したリング電流は再び超伝導に復帰する。以上により，リング内に，磁束量子の整数倍の磁束が入る。

脳波測定では，複数の活動電位が加算された後の信号を測定していた。それに対して，脳磁界測定では，磁界を発生している活動電位の位置や伝ぱの様子を，3次元空間的にとらえられる可能性がある。

生体に対する磁気の効果については，電流作用と発熱作用がある。生体計測に用いられる核磁気共鳴（10.3.3項参照）では，1 T の静磁界を用いる。発熱効果を利用した治療もある。他方，日常生活において，周囲には，人工的な電界，磁界の発生源が増加している。磁界の個体への影響評価については，議論が分かれるところであり，磁場をうまく利用すると代謝が盛んになるという説と，逆に成長が妨げられるという説がある。細胞レベルでの影響評価を含めた研究が続けられている。

章 末 問 題

問 13.1 細胞膜に，周波数 $f = 1$ kHz，実効値 $I = 0.5$ mA の交流電流を流したところ，位相が $\theta = \pi/4$ rad 遅れた実効値 $V = 0.1$ V の電圧降下が測定された。細胞膜を静電容量素子 X_c と電気抵抗素子 R との直列等価回路（5.1.1項参照）としたときの静電容量を算出せよ。

問 13.2 A 点および B 点で，おのおの，図 13.5 のような V_A，V_B なる電位変化が生じたときに，B 点に対する A 点の電圧の変化を図示せよ．

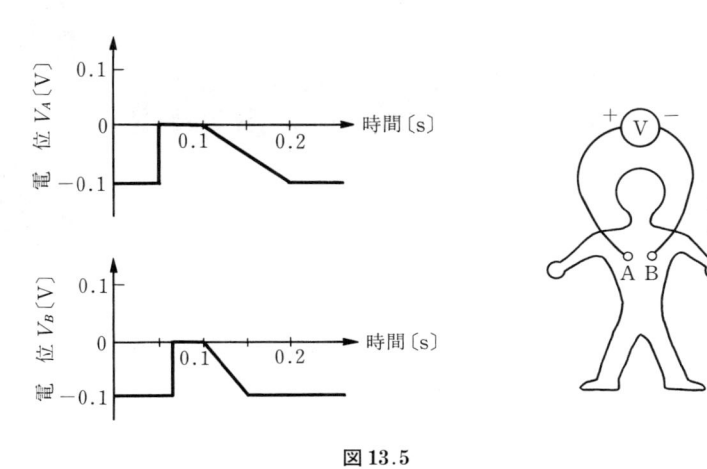

図 13.5

14 生体反応の計測

10章から13章では，生体を一般の物体と同様に計測する実例について概観した。本章では，生体のシステムとしての振る舞いを考える。すなわち，生体反応の計測について学ぶ。

14.1 生体反応の特徴

生体自体を計測システムと考えることができる。外界からさまざまな情報を受け取って，その情報の形式を変換して，内部に蓄積したり，外界へ情報を発信したりする。この情報の伝達経路や変換の内容には，物理量に関連づけて説明できていないものが多い。これらを生体反応と定義すると，このシステム全体，あるいは一部を計測することによって，生体反応を解明していくことになる（図 14.1）。

この生体反応においては，測定対象の「**意識**」を出力としてどのように認めるかという問題がある。「痛み」や「めまい」などの症状においても，自覚症状のみで，他覚症状を把握できないことが多い。自覚症状のみでも出力として認めるとなると，この自覚症状を客観的に表現する必要がある。

量的に比較するとなると，さらに工夫が必要である。被験者から得られる10段階評価などの回答に頼らざるをえないことが多い。質問内容の工夫によって，主観の定量化が試みられる。

また，意識が，生体反応における出力を減少させたり，変更させたりする場

14.1 生体反応の特徴

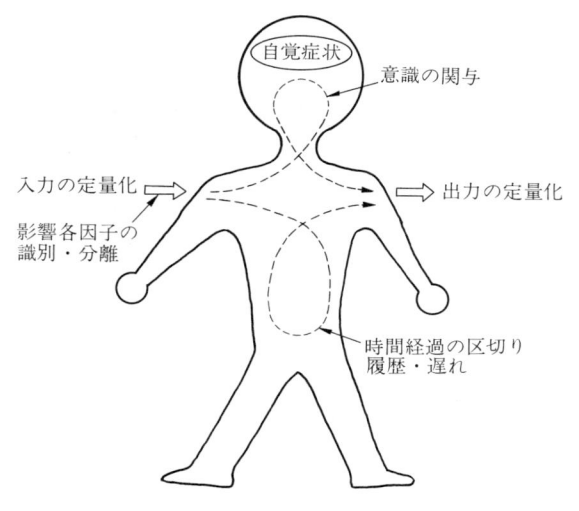

図 14.1 生体反応の計測

合もある．刺激（表 3.2 参照）の入力段階でも意識が関与したり，他の情報の影響が複合したり，過去の履歴が影響したりする．このため，「被験者にはできるだけリラックスした状態でいるようにしてもらう」などの工夫がなされる．意識下の測定と無意識下の測定とを比較する方法も有効である．

入力を客観的に，かつ定量的に実現することは容易ではない．定量的な刺激を与える方法を工夫する必要がある．反応にかなりの時間がかかるものもある（4.3 節参照）．どの時点で評価を下すかの判断が難しい．このように，生体反応を客観的に定量化することは容易ではない．このことは，医療における診断を定量化しにくいことにも関連している．

意識と関係しないものでも，生体反応の定量化においては，条件設定を工夫する必要がある．

炎症反応における出力の定量化として，**ツベルクリン反応**の例をあげる．診断用の精製ツベルクリン溶液 0.1 ml を腕（上肢）の皮内に注射し，48 時間後に発赤の長径を計測する．10 mm 以上を陽性，5〜9 mm を疑陽性，4 mm 以下を陰性と判定する．この長径の値の境界は便宜的なものである．しかし，数

値にしておくことによって，データの蓄積，統計処理が容易になる。

14.2 生体感覚の計測

生体は**視覚**（vision），**聴覚**（audition），**嗅覚**（sense of smell），**味覚**（gustation），**触覚**（tactile sense）という五感に代表される**感覚器**（sense organ）をもっており，外部からの刺激に反応する（**表14.1**）。すなわち，入力信号を処理して出力信号を発している。

表14.1 生体感覚の種類

分 類	感 覚	内 容
物理的情報	視 覚	光，角度の大きさと変化
	聴覚・平衡感覚	音，重力，加速度
	嗅 覚	赤外線，分子振動
	触 覚	圧力，熱
化学的情報	嗅 覚	化学物質の種類と濃度
	味 覚	化学物質の種類と濃度

その信号には，物理的に解明されていないものもある。また，信号処理の内容や出力信号にも，物理的に表現できていないものが多数残されている。視覚における錯覚，幻覚，可視光領域外の波長の光に対する反応，聴覚における幻聴，耳鳴り，可聴域外の周波数の音に対する反応，などと多数の例をあげることができる。

出力も「そのような気がする」とか，「そのように感じる」などという言葉としてしかとらえられないようなものもある。この場合には，定量的な計測が困難である。

視力（visual acuity）の測定で一般に用いられているのは，方向視力（分解能）の測定である。すなわち，**Landoltの環**の切れ目の視角が $1'$（1分$=1/60$度$=3\times10^{-4}$rad）を視力1.0，$2'$で視力0.5という形で定量化する（**図14.2**）。$1'$は網膜上で $4.3\,\mu\mathrm{m}$ に対応する。

色盲検査鏡（anomaloscope）では，いろいろな明度の黄色とおのおの等し

14.2 生体感覚の計測

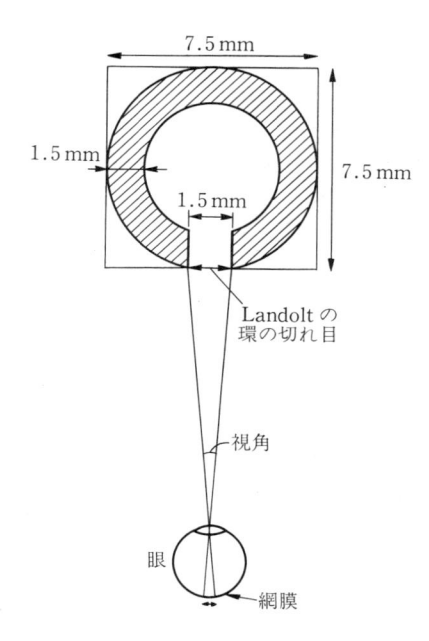

図 14.2 Landolt の環の切れ目（7.5 mm の正方形中に内接する太さ 1.5 mm の環を描き，その環の 1 カ所に 1.5 mm の切れ目を付けたもの）

い色調になるように混ぜたときの赤と緑の混合比を測定することによって，色覚の異常の程度を定量化する。「基準と等しい色調かどうかで判定する」という零位法（表 6.1 参照）を用いることによって，「違うような気がする」という主観を，「同じだ」という，より定量化しやすい判断に代えるように工夫されている。

聴力計（audiometer）では，0.125～8.0 kHz（10.3.2 項参照）の正弦波を用いて測定する。おのおのの周波数について，被験者が聞こえうる最小の振幅を測定する。

異常の認められない被験者について測定された平均の振幅を基準として，これと等しい振幅のときを 0 dB（7.3.2 項参照）とする。振幅が 10 倍になって聞こえはじめる場合には 20 dB，10 000 倍のときには 80 dB として聴力損失を定量化する。得られた結果を，横軸を周波数，縦軸を聴力損失にとってグラフに表示したものを**オージオグラム**（audiogram）と呼ぶ（図 14.3）。

平衡障害を計測する方法としては，「立位で足底の圧力分布の時間変化を調

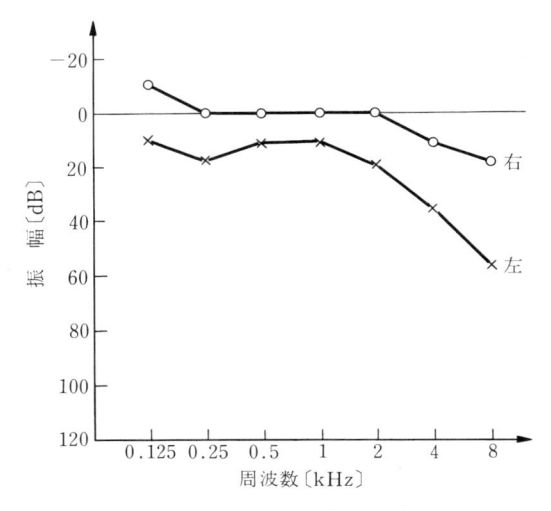

図 14.3 オージオグラムの例

べて，重心のふらつきを測定する方法。被験者を水平な台の上に寝かせてから，台を徐々に傾斜させて，被験者が滑り落ちるときの角度を計る方法」などがある。前者では，容量変換器（4.1節参照）を面上に多数分布させたマットを用いる方法などがある。後者の方法を**角度計**（goniometer）と呼ぶ。被験者に目を閉じてもらうことによって，視覚からの情報による姿勢制御の要因を除く。重心移動の測定は，平衡機能のみならず，運動機能の解析にも応用できる。

　皮膚に圧力を加えると，痛みを感じたり，押されたことを感知したりする。圧力を加える点の位置によって，感じ方が異なったり，ほとんど感じなかったりする。圧力を感じる点を**圧点**（圧痛点，pressure point）と呼ぶ。

　圧力の感じ方は同じ位置でも時間とともに変化する。個体の遠隔部分の疾患とも関連があると考えられている。皮膚表面上の位置の決定や圧力の加え方などを定量的に行うことは，容易ではない。**触角計**（esthesiometer）では，圧刺激を分離して感じることができる刺激間隔距離の最小値を測定する。

　嗅覚検査法（olfactometry）における検査項目としては，「ある匂いがあるかどうか。その匂いが何であるか。匂いの強さはどのくらいか」などがあげら

れる。ヒトの嗅覚は，匂いのあるなしの判定においては，かなり低い濃度でも検知する能力がある（検知閾値）。匂いの種類を区別し同定するとなると，それより高い濃度にならないと無理である（認知閾値）。匂い物質の濃度の識別については，あまり敏感ではない。

　通常の試験においては，樟脳臭（しょうのう），腐敗臭，果実臭などの基準臭の原液を希釈して，被験者の検知閾値を調べる。原液の希釈倍率を変化させながら，濃度の低いほうから高いほうへかがせる方法がよく，逆に濃度の高いほうから低いほうへかがせる方法はよくない。嗅覚において，順番，履歴が影響するためである。嗅覚の仕組みについては，いまだ議論が続いており，匂い分子の吸着説以外に赤外線作用説や分子振動説がある。

　なお，人工的な匂いセンサの例として，水晶などの振動子の固有振動数（共振周波数）を利用したものなどが工夫されている。固有振動数は，自らの質量に依存する。したがって，振動子に物理吸着した匂い分子の質量に伴う固有振動数のずれを利用すればよい。10 MHz 程度の基本発振周波数の水晶振動子の表面に，脂肪酸，セルロースなどの膜を固定化し，アンモニア水，エタノールなどの雰囲気中にさらすと，固有振動数が 20〜100 Hz 減少する。

　味覚試験（regional examination of the tongue）では，水，しょ糖水溶液，塩化ナトリウム水溶液，酢酸水溶液などを用いる。清浄にした舌の試験部に検査液を塗る。位置の対比，履歴効果，疲労などに注意する。

　自律神経（autonomic nervous system）には，交感神経，副交感神経の2種類があるが，その働きを計測するのは容易ではない。薬効的検査法，負荷心電図，鳥肌反応，皮膚毛細血管における反応，寒冷による血圧変動などのいくつかの検査を複合させて判断することになる。

　アレルゲン検査（allergen test）では，アレルギー反応を起こさせる源となるアレルゲンを用いる。アレルゲンには，洗剤などの化学物質，花粉，煙，卵などのたんぱく質，アルコールなどがあげられる。アレルゲンが生体に侵入する経路は，皮膚での接触，侵入，呼吸器からの吸入，消化器からの吸収などである。

168　14. 生体反応の計測

検査としては，抽出液を皮膚に点下，または皮内に注射，目・鼻の粘膜に点下，吸入，経口投与する方法がある．評価は，発赤，鼻汁，くしゃみ，腸管のぜん動運動などによる．

東洋医学では，特定の機能を分担する部位を結んで体内を通る連絡路を経絡と呼ぶ．経絡が個体表面において外界と情報交換する場所を**経穴**と呼ぶ．この経穴に針によって刺激を加える治療法を**刺鍼法**（acupuncture）と呼ぶ．経穴の計測法として，25 V 程度の電圧，または 100 μA 程度の電流を用いて，皮膚電気抵抗の低下を測定する試みがあるが，相関性については議論がある．

痛みの計測においても，出力を定量化しにくい．痛みの程度を被験者の主観で 10 段階評価してもらうなどの工夫がなされる．同一個体における経時変化を追うことは，何とかできても，個体相互の比較は困難である．「きれい」，「好き」，「気持ちがよい」などの定量化が困難であることは，いうまでもない．いくつかの定量化した量のおのおのに重みづけをして，合成した関数によって評価する試みがある．

生体内部にも，さまざまなセンサがある．例えば，圧受容器は，心房壁に位置している（図 12.2 参照）．

14.3　生体の変化の計測

生体は，周囲環境の変化や，刺激に応じて，自らを変化させていく．この，生体の変化の様子についても，さまざまな計測法が工夫されている．

14.3.1　物　性　変　化

血液においては，状況に応じて塊が形成されたり，赤血球が凝集したりする．

血液凝固時間（blood clotting time）については，自動化された機器がある．温度を 37°C に維持しながら，持続的に**凝血塊**（clot）の形成状況を見張り，「血液が凝固するきっかけを与えられてから，凝血塊を形成するまでの時

間」を測定する。

トロンボエラストグラフィー（thromboelastography）では，血液凝固時間のみならず，形成された凝血塊の流動性や**退縮**（retraction），線溶系による凝血塊の減少を計測する（図 14.4）。

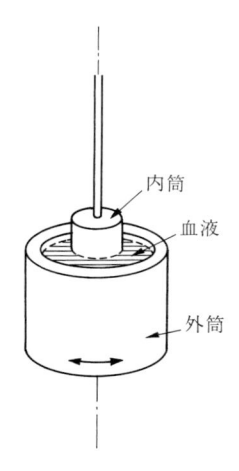

図 14.4 トロンボエラストグラフィー

二重円筒のすきまに試料血液を注入し，クエット流れ〔図 11.5（a）参照〕形の流動を加える。外筒容器を対称軸まわりに一定の回転角振幅で回転振動させる。内筒を線で吊るしておく。凝血塊が形成されて二重円筒間の流動抵抗が増加すると，内筒が外筒の振動に合わせて振動しはじめる。凝血塊の成長に合わせて内筒の振動の振幅は増加する。やがて凝血塊が退縮しはじめると内筒の振幅は減少していく。内筒の振幅の時間変化を記録すれば，凝固しはじめるまでの時間，凝血塊の流動抵抗，退縮・線溶系による凝血塊の減少の様子を測定できる。

凹凸円すい試験機（図 11.6 参照）において，回転トルクを検出することによって，血液の流動抵抗の時間変化を測定すれば，凝血塊の成長を計測できる。円すいの回転速度を時間とともに変動させれば，拍動流下における凝血塊の形成能の計測も可能である。

人工材料表面での凝血塊形成を持続的に観察する方法の例として，**動静脈間**

短絡流路（arterio-venous shunt）**法**がある（**図 14.5**）。大腿動脈と大腿静脈とをチューブで連絡して，短絡流路を形成する。血液は，動脈から静脈へと流れる。チューブを流れる流量を計測し，また，チューブの形状，材質を変えながら，凝血塊形成を観察する。血管とチューブとの接続部分における凝血塊形成に注意する。

チューブの途中に，凝血塊を形成しやすい流路の拡大部分を設けて観察する方法もある。血液と人工材料との接触面積も，測定系を組み立てる際の検討項目にあげられる。

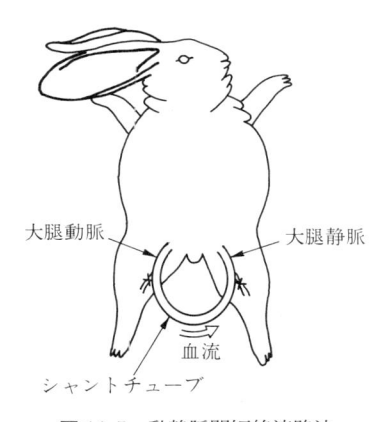

図 14.5 動静脈間短絡流路法

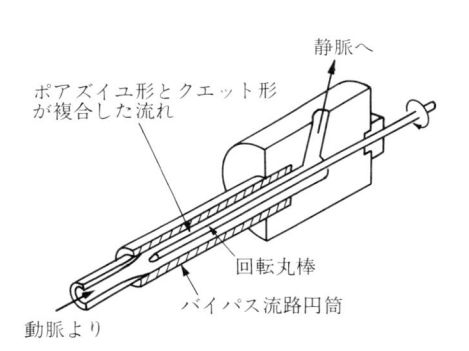

図 14.6 ポアズイユ形とクエット形の複合流れ試験

前述の動静脈間短絡流路では，流量が増加すると，「人工材料壁面でのせん断速度が増加する」と同時に，「凝血塊形成の原料となる血小板，赤血球，凝固因子の流入量が増加する」。この2種類の影響を分離する方法として，回転丸棒を用いた試験法がある（**図 14.6**）。血液流れのなかで，丸棒を対称軸まわりに回転させると，丸棒周囲にポアズイユ形とクエット形（図11.5参照）が複合した流れが生じる。血液の流量とは独立に，丸棒の回転速度を変化させることによって，2種類の影響を分離できる。

「流速の影響」と「塊形成の原料の濃度の影響」とを分離する計測方法の例としては，**ADP**（adenosinediphosphate，アデノシン2りん酸）導入流量を

図14.7 血小板凝集観察装置

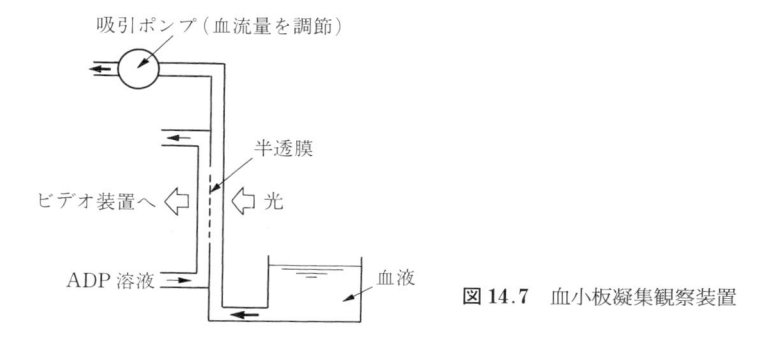

制御した**血小板凝集観察装置**がある（**図14.7**）。血液の流量とADP溶液の流量とを独立に制御する。両者をADPが透過できる半透膜において接触させる。ADPの濃度が高くなると，血小板の凝集が促進される。他方，血液の流れが速くなると，凝集塊の成長が抑制される。半透膜上での凝集塊の成長の様子を光の透過量で測定すれば，両者の影響を独立に評価できる。

赤血球沈降速度（erythrocyte sedimentation rate）では，抗凝固剤を加えた血液をガラス管に入れて立てたときの赤血球の沈む速さを計測する。赤血球は，その膜の表面（血液型など）および周囲の状況（ウイルス）によって，互いに引き付け合って集合する。この現象を**凝集**（aggregation）と呼ぶ。凝集が，沈降速度を変化させる。また，赤血球の変形性や，周囲液体の粘性も沈降速度に影響を与える。したがって，沈降速度を計測することによって，赤血球に関連した物性の変化を調べることができる。

14.3.2 時間経過に伴う反応

生体には，入力に比例して反応せず，入力が閾値を超えてはじめて出力する反応が多い。入力信号が，複数の反応を経由したり，各段階で蓄積されたりする。入力と出力との間の時間差が，両者の間の因果関係の計測を困難にしている。生体の変化を**急性**（acute）のものと**慢性**（chronic）のものとに分類することがある（**表14.2**）。

角膜に接触刺激を与えたときに，まぶたが反射的に閉じる現象を**角膜反射**

表 14.2 生体反応の時間分類

分類	例
急性（acute）	反射
慢性（chronic）	学習・記憶，疲労，後遺症

(corneal reflex）と呼ぶ．反射に関連した神経の障害を調べることができる．検査にあたっては，被験者が驚いたりして，まばたきをしないように注意する必要がある．

　生体反応のなかには，かなりの時間が経過した後に出力が顕在化するものがある．**疲労**（fatigue）は，その一つである．筋に繰り返し刺激を与えたときの収縮量の減少の経過を記録したものを**疲労曲線**（curve of fatigue）と呼ぶ．**クレペリン連続加算テスト**（Klaepelin test）では，ランダムに並べた数字の行を何行も用意し，被験者に「隣り合った二つの数字を加算し，その中間の空間に，下1けたの数字を記入する」という作業をできるだけ速く行わせる．1分ごとに，つぎの行に移らせる．途中に休憩をはさむ．誤りの量，疲労，休憩の効果などを判定し，適性や精神障害の判定資料として利用される．

　生体恒常性（homeostasis）の計測においても，時間経過に伴う変化を測定することになる．**糖負荷試験**（carbohydrate tolerance test）では，口から消化器を通じて，あるいは静脈から血液中へ，ぶどう糖を注入し，その後に血液中の糖の濃度の時間変化を測定する．

　学習（learning）の計測においては，入力の繰返しの方法，タイムスケジュールを工夫することになる．

　拒絶反応などの免疫反応も反応時間に幅がある．生体に対する**毒性**（toxicity）も，十分な時間をかけないと判定できない．

14.3.3 生命の計測

　個体は，前の**世代**（generation）から生まれ，つぎの世代へと引き継いで死ぬまで，生命を維持する．医療およびその周辺の技術の進歩に伴って，死の定義や死の判定の基準が議論の対象となり，複雑化してきた．

多細胞生物では，細胞間に分業がなされ，個体全体がシステムとして制御されている．各細胞，組織，器官が，各機能を分担できなくなり，個体全体におけるシステムとしての制御機構が非可逆的に破壊されると「死」となる．個体の部分的な組織の凝固，融解による**壊死**(necrosis) とは，区別しなければならない．死の判定では，この制御機構を計測することになる．脳死判定基準は下記のとおりである．

（1） 深昏睡
（2） 自発呼吸の消失
（3） 左右瞳孔 4 mm 以上
（4） 脳幹反射（対光反射，角膜反射など）の消失
（5） 平坦脳波
（6） 6時間経過後に上記(1)〜(5)の状態が再度確認される

なお，6歳未満の小児，急性薬物中毒，低体温，代謝・内分泌障害の場合には上の(1)〜(6)の脳死判定基準は適用されない．

ヒトの寿命を80年とすると，80年$=2.9\times10^4$日$=7.0\times10^5$時間$=4.2\times10^7$分$=2.5\times10^9$ s．出生と死亡の時刻を±1分の精度で決めると，生存期間の有効数字は7けたということになるのであろうか．前章までの生体計測の特徴や，生体反応時間の遅れを考えたとき，上の脳死判定基準(6)の経過観察の6時間を長く感じるだろうか．それとも，短く感じるだろうか．

14.4 生体を利用した計測

生体を計測システムに組み込む計測方法がある．生体には，外界から情報を識別して受け取り，その情報を変換し，内部に蓄積し，外界へ情報を発信するなどの働きがある．例えば，生体膜には，たんぱく質や糖質の高分子が配列されており，接触する物質，周囲流体の流れ，変形などのセンサの役割を担っている．

したがって，生体が発する信号（2章参照）を利用すれば，生体の信号識別

能力を生かした計測が可能になる。分子，膜，細胞，組織，器官，個体，個体集団など，さまざまなレベルの生体を利用した計測が考えられる。

例えば，生体高分子は，その電気的特性および立体構造によって，特異的に相手物質を結合認識する能力をもっている。それらは，酵素反応，抗原抗体反応，感覚器における反応として発現される。これらの反応の結果生じる信号，すなわち，電気的信号の発信，化学物質の消費・生成，細胞の凝集・形態変化・増殖などを計測する。

微生物を用いて行う物質量の定量法を**微生物学的定量法**（microbioassay）と呼ぶ。例えば，乳酸菌などの細菌の生育量から，培地に添加したアミノ酸量を算出する。

これらの，生体反応の発現は，周囲の環境（3.4節参照）に応じて変化することに注意する。生体高分子を利用した計測においては，温度，水溶液中の水素イオン濃度などを制御して，生体高分子の立体構造を維持しなければならない。

生体反応は，反応の特異性を利用して微量な信号の計測に応用できる。他方，反応に時間がかかることも多く，時間短縮の工夫が必要である（4.3節参照）。

章　末　問　題

問 14.1　生体反応の計測における定量化の工夫について具体例をあげて説明せよ。

15 人工臓器の計測

本章では，人工臓器の制御のための計測について学ぶ。

15.1 人工臓器の種類

生体のもつ機能の一部を臓器のレベルで代行するものを，人工臓器と呼ぶ。例えば，「肺に代わって，血液へ酸素を送り込み二酸化炭素を排出するのが，人工肺。心臓に代わって，血液ポンプの役割を果たすのが，人工心臓。腎に代わって，血液中から不要な成分を除去するのが，人工腎臓」という具合である。

人工臓器を，「生体との間で情報のやりとりを続ける計測システム」と考えることもできる。生体システムと人工臓器システムとの共存状態を計測することによって，生体のもつ潜在的な制御システムの計測が可能になるかもしれない。表 15.1 に，人工臓器，器官の種類と，各機能の遂行状況を把握するための計測項目を例示する。

15.2 人工臓器と生体との関係

人工臓器は，生体との間で機能的に接続される必要がある。しかし，全面的に生体と接続されるわけではない。例えば，人工臓器は，神経系において，生体と連絡していないことが多い。また，必ずしも，生体の臓器と同一の位置

15. 人工臓器の計測

表 15.1 人工臓器，器官の種類と計測項目の例

種　　類	計測項目の例
人工肺	酸素・二酸化炭素濃度
人工心臓	作動状況（容積変化・回転速度），流量，圧力，血栓形成（表面形状），血球破壊，酸素・二酸化炭素濃度
人工の心臓弁	作動状況（振幅，振動数），血栓形成・摩耗状態（表面形状）
心臓ペースメーカ	電気パルス振幅・周期，電源電圧
人工血液	人工赤血球の血管内の残留期間（生体内の位置の追跡），酸素・二酸化炭素濃度
人工血管	血流量，血栓形成（表面形状），血管との接着形態・強度
人工腎臓	膜透過物質の濃度
人工肝臓	物質の濃度
人工膵臓	糖の濃度
人工皮膚	接着形態・強度，透過物質の濃度
人工関節	運動方向・量，摩擦係数・摩耗状態（摩擦面形状），骨との接着形態・強度

〔in situ（3.4 節参照）〕に埋め込まれるわけではなく，体外に置かれた状態で接続される（ex vivo）こともある（**図 15.1**）。長期間にわたって継続的に接続されるとも限らない。

人工肺（artificial lung）は，血管に挿入したチューブを経由して，血液循環と接続される。膜を隔てて，もしくは直接に血液と気体とを接触させて，ガス交換を行う。胸腔内には埋め込まれず，気管とは接続されない。大静脈内に留置したチューブに気体を流して，その壁面でガス交換する形式もある。

人工心臓（artificial heart）は，心房，心室，血管において，血液循環と接続される。血液の流入量，入口・出口圧，に応じて血流量の維持を図る。生体の心臓の血液拍出量の全体を代行する場合を**全人工心臓**（total artificial heart），一部を代行する場合を**補助人工心臓**（ventricular assist device）と呼ぶ。体内に埋め込まれるか，体外に置かれる。

人工の心臓弁（heart valve prosthesis）は，心臓弁の位置に，もとの弁に置き換えて縫合接続される。生体の心室の入口弁では，**弁葉**（leaflet）が腱索，乳頭筋を経て心筋と接続しているが，人工の心臓弁では接続しない。

15.2 人工臓器と生体との関係

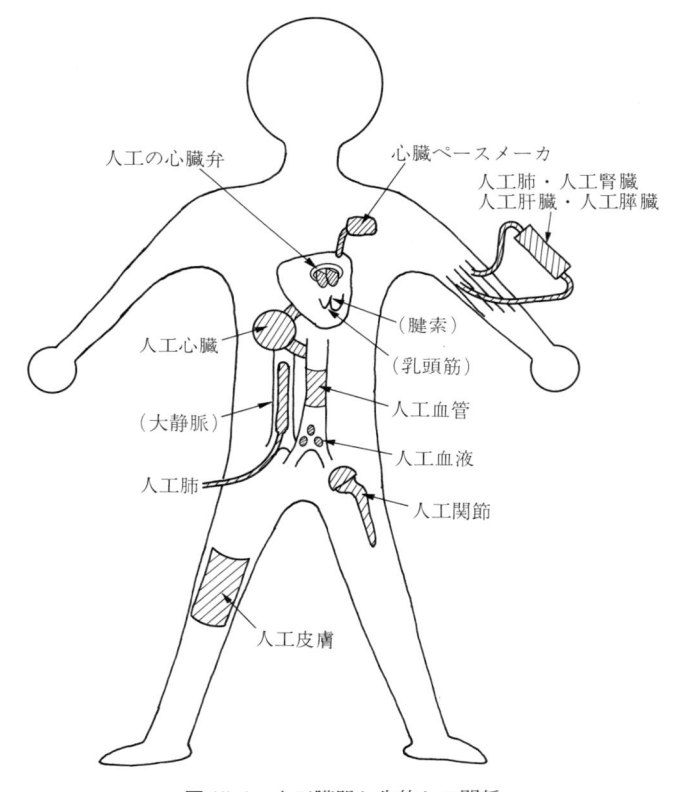

図 15.1 人工臓器と生体との関係

心臓ペースメーカ（cardiac pacemaker）は，鎖骨に固定して埋め込まれ，電極リード線で心筋と接続される。電圧源として埋め込むリチウム電池の寿命は，10年程度である。

人工血液（artificial blood）は，血管内に注入し，血液と混合される。**人工血管**（artificial vessel）は，血管と縫合接続される。

人工腎臓（artificial kidney）は，血管に挿入したチューブを経由して，血液循環と接続される。半透膜を隔てて，血液と液体とを接触させて，溶質の透析を行う。体内には埋め込まれず，尿管とは接続されない。

人工肝臓（artificial liver）も，血管に挿入したチューブを経由して，血液

循環と接続される。体内には埋め込まれない。透析や吸着によって，目的物質の除去を行う。肝組織や肝細胞と人工材料との組合せ〔**ハイブリッド (hybrid)**〕による人工肝臓では，物質代謝を行う。

人工膵臓（artificial pancreas）は，血管に挿入したチューブを経由して，血液循環と接続される。体内には埋め込まれない。血糖値の変動に応じて，インスリンを注入する。インスリン分泌器官であるランゲルハンス氏島を組み込んだものもある。

人工皮膚（artificial skin）は，皮膚欠損部に接着され，外部からの細菌の侵入を防ぐなど，体内・体外間での物質の出入りを制限する。

人工関節（joint prosthesis）は，股，膝などの関節の位置に，もとの関節に置き換えて埋め込まれ，骨と接続される。関節運動の全部，または一部を復活させ，荷重を支える。

15.3　人工臓器の制御と計測

人工臓器が生体との間で直接情報を交換して自動的に制御される，すなわち生体の制御系に組み込まれるのが理想である。しかし，15.2節で述べたように，人工臓器と生体との接続は，限定されている。生体システムとの共存も限定的である。したがって，表15.1にあげたような項目の計測や制御が必要になる。あらかじめ，センサを人工臓器に装着しておく方法が考えられる。

人工肺は，生体の呼吸運動との連絡なしに気体側の流量を決めている。末梢循環を含めて，血液中の酸素・二酸化炭素濃度の計測・制御機構を備えることが理想である。

人工心臓は，生体側の脈拍数調節機構とは連絡していない。人工心臓のポンピング効率が最大になるように制御することで，流れを円滑にすることが，血栓形成，血球破壊の抑制につながる。末梢循環において要求される酸素供給量，二酸化炭素除去量に応じた計測・制御機構が理想である。生体による末梢循環抵抗の調節に応じた制御によって，これに代えている。

15.3 人工臓器の制御と計測

　人工の心臓ペースメーカの制御回路は，電気・磁気的な遮へいを意図して，金属カプセル内に収められ，体内に埋め込まれる。ペースメーカは，一定周期の電気パルスを発信するだけではない。生体の心臓が正常なリズムで自発的な電気パルスを発生しているときには，ペースメーカからの発信を控える。また，生体の心房からの電気パルスに同期して，パルスを発信する制御方法もある。さらに，複数の制御方法を用意しておき，外部からの信号によって，制御方式の変更，修正ができるようにしたものもある。

　以上のように，人工の心臓ペースメーカは，生体および外部との通信経路を有している。このことが，無関係な信号の混入による誤作動の危険性を生んでいる。また，電源が金属カプセル内に収められていることが，バッテリを充電する場合には，エネルギー伝送の障害になりうる。

　人工関節では，運動機能の遂行状態の計測をはじめ，摩擦面形状の計測，骨との接着形態・強度などの計測が容易なように工夫されることが理想である。

　人工血管は，生体血管と異なり，神経系と連絡して収縮，拡張するようになっていない。流量の計測・制御機構を備えることが望まれる。人工腎臓，人工肝臓，人工膵臓，人工皮膚では，透過や吸着による物質の濃度変化を計測・制御する機構を備えることが理想である。血液と接触する人工臓器においては，界面形状の計測など，血栓形成，血球破壊が抑制されるような計測・制御機構が望まれる。

　人工臓器が埋め込まれていることを知らずに生体を計測すると，判断を誤る可能性がある。人工臓器の所在を外部へ伝えるための信号が必要になる。人工臓器と生体の臓器との機能が同一ではない以上，マーカその他の信号を発信することによって，たがいに区別できるようにしておいたほうが便利である。人工赤血球は，生体の赤血球とは，血管内に残留する期間が異なる。マーカによって，追跡できるようにしておく必要がある。

　人工臓器を取り付けた場合には，計測の評価法を再考する必要もある。人工心臓を取り付けた場合の個体の死の判定（14.3.3項参照）など。

　「機能遂行状況を体外から計測しやすい人工臓器」を設計する必要がある。

反面，体内の医療情報のプライバシーの保護についても，考慮しなければならない（5.2節参照）。人工の心臓弁では，弁葉の動きを体外から計測，監視しやすいように，X線（10.3.3項参照）不透過な材質を用いる。

章 末 問 題

問 15.1　生体内に埋め込まれた人工臓器を生体外から計測，制御するための工夫の例について説明せよ。

問 題 解 答 例

問 1.1 表 1.3 より，N [m·kg·s^{-2}]，C [s·A] を利用して，N/C は [m·kg·s^{-3}·A^{-1}]。

問 1.2 「動脈と静脈との血圧差」Pa（表 1.3 より m^{-1}·kg·s^{-2}）を「血液流量」（12.3 節参照）m^{3}·s^{-1} で割ると，m^{-4}·kg·s^{-1}

問 2.1 区間 R において電圧と電流との比例関係より
$(20 \times 10^{-3})/(I + 10) = (21 \times 10^{-3})/(I + 20)$
$20 \times (I + 20) = 21 \times (I + 10)$，$I = 0.19\,\text{kA}$

問 2.2 式 (2.8) より，単位時間当りのエネルギー発生量は，
$2 \times 10^{3}\,\Omega \times (1 \times 10^{-3}\,\text{A})^{2} = 2.0 \times 10^{-3}\,\text{W} = 2.0 \times 10^{-3}\,\text{J s}^{-1}$
水の密度を $1.0\,\text{g cm}^{-3} = 1.0 \times 10^{3}\,\text{kg m}^{-3}$ とする。
流量 $5.0\,l\,\text{min}^{-1} = 8.3 \times 10^{-5}\,\text{m}^{3}\,\text{s}^{-1}$
式 (2.7) より，単位時間当りの水の熱容量は，$(4.2 \times 10^{3}\,\text{J K}^{-1}\,\text{kg}^{-1}) \times (1.0 \times 10^{3}\,\text{kg m}^{-3}) \times (8.3 \times 10^{-5}\,\text{m}^{3}\,\text{s}^{-1}) = 3.5 \times 10^{2}\,\text{J K}^{-1}\,\text{s}^{-1}$
$2.0 \times 10^{-3}\,\text{J s}^{-1}/(3.5 \times 10^{2}\,\text{J K}^{-1}\,\text{s}^{-1}) = 5.7 \times 10^{-6}\,\text{K}$ の温度上昇。

問 3.1 式 (3.1) より，$L = 1/\{C\,(2\pi f)^{2}\}$
$= 1/\{0.10 \times 10^{-9}(2 \times 3.14 \times 1.0 \times 10^{6})^{2}\} = 2.5 \times 10^{-4}\,H = 0.25\,\text{mH}$

問 3.2 図 3.1 において，電池の電圧を E，電池の内部抵抗を r，電圧計の内部抵抗を R，R にかかる電圧を V，電流を i とおくと式 (3.3) より
$r = ER/V - R$
$r = (1.3 \times 0.60 \times 10^{3})/1.2 - 0.60 \times 10^{3} = 50\,\Omega$

問 3.3 1) 温度制御のもとで，標準電池（20°C において 1.018 64 V）を用いる。
2) ツェナーダイオードの降伏電圧 V_z を利用する（図 **A.1** 参照）。

図 A.1

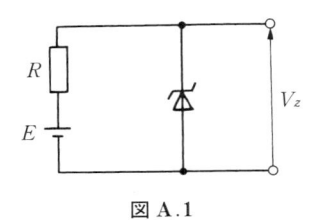

問 4.1 式 (4.1) より，$R = \rho l / A$

0°Cにおいて，$9.8 \times 10^{-8} \times 1.0 / \{3.14 \times (0.050 \times 10^{-3}/2)^2\} = 50\ \Omega$

100°Cにおいて，$14 \times 10^{-8} \times 1.0 / \{3.14 \times (0.050 \times 10^{-3}/2)^2\} = 71\ \Omega$

問 4.2 $6.0 \times 10^3 \times \exp\{-3.0 \times 10^3 \times (1/273 - 1/373)\} = 3.2 \times 10^2\ \Omega$
$= 0.32\ \text{k}\Omega$

問 4.3 感温部の水銀の熱容量は，式 (2.7) より

$28 \times 0.20 \times 10^{-6} \times 13.6 \times 10^3 / 0.201 = 0.379\ \text{J K}^{-1}$

$0.379 \times (310 - 273) = 14\ \text{J}$

体積 $5.0 \times 10^{-5}\ \text{m}^3$ の水の熱容量は，水の比熱および水の密度より

$4.2 \times 10^3 \times 5.0 \times 10^{-5} \times 1.0 \times 10^3 = 2.1 \times 10^2\ \text{J K}^{-1}$

$14/(2.1 \times 10^2) = 0.067\ \text{K}$

0.067 K の温度下降を招くエネルギーである。

問 5.1 式 (4.4) より，X_c の大きさは，$1/(2\pi f C)$

式 (5.1) より，$R_p = Q X_p = Q/(2\pi f C_p)$
$= 20/(2 \times 3.14 \times 2.0 \times 10^3 \times 0.20 \times 10^{-6}) = 8.0 \times 10^3\ \Omega = 8.0\ \text{k}\Omega$

問 5.2 式 (4.5) より，X_L の大きさは，$2\pi f L$

式 (5.1) より，$R_s = X_s/Q = 2\pi f L_s / Q = 2 \times 3.14 \times 0.10 \times 10^6 \times 0.20 \times 10^{-3}/50 = 2.5\ \Omega$

問 5.3 線と外部との間の電気抵抗は，長さ 10 倍で側面積も 10 倍となり，電気抵抗は 1/10 になる。線の内部の電気抵抗は，長さが 10 倍になると 10 倍になることと区別せよ〔式 (4.1) 参照〕。

問 5.4 接続線間における漂遊容量を通してのバイパス電流の影響を抑えるために，① 配線を短くする，② 信号線と接地線とを離す，③ センサで検出した信号を，プローブを用いて，すぐに交流信号を直流信号に変換し，直流信号の状態

で伝達する，などの対策をとる（図 5.2 参照）．

問 5.5 1次側に測定電流が流れ続ける．2次側を開くと2次側には電流が流れない．1次側に生じる磁束を打ち消す磁束が，2次側に生じなくなる．1次側に生じた飽和磁束によって，鉄心内に渦電流が流れ，発熱する．この飽和磁束の時間微分に比例した尖頭波起電力が生じる．それによって，絶縁が破壊される危険性がある．

問 5.6 熱起電力は温度差によって生じる．金属全体が同じ温度になっている状態では，電位差を生じない（図 5.6〜図 5.8 参照）．

問 6.1 永久磁石可動コイル形電流計では，平均値を指示するので

$$\left(\frac{1}{T}\right)\int_0^T i\,dt = \left(\frac{1}{T}\right)\int_{(T/2)}^{(3T/4)} I\,dt = I/4 = 3.0$$

したがって，$I = 12.0\,\text{A}$

熱電形電流計では，実効値を指示するので，式（2.1）より

$$\sqrt{\left(\frac{1}{T}\right)\int_0^T i^2 dt} = \sqrt{\left(\frac{1}{T}\right)\int_{(T/2)}^{(3T/4)} I^2 dt} = I\sqrt{\left(\frac{1}{T}\right)\int_{(T/2)}^{(3T/4)} dt} = I\sqrt{1/4} = I/2$$

$$= 12.0/2 = 6.0\,\text{A}$$

問 6.2 交流の測定において，永久磁石可動コイル形計器では，可動コイルに流れる測定電流の極性が変動すると，コイルに働く力の方向も変動する．このため，周波数が高いと平均値としてゼロを指示する．他方，電流力計形計器では，固定コイルに流れる測定電流と，可動コイルに流れる測定電流において，同時に極性が変動するので，両コイルに働く力の方向は変動せず，電流の2乗に比例した力が働く．

問 6.3 式（6.4）〜（6.6）より

$$Ig = E\{Q/(P+Q) - X/(R+X)\}/\{PQ/(P+Q) + RX/(R+X) + Rg\}$$

$$= 3.0\{3.0\times 10^3/(0.30\times 10^3 + 3.0\times 10^3) - 1.1\times 10^3/(0.10\times 10^3 + 1.1\times 10^3)\}/\{0.30\times 10^3 \times 3.0\times 10^3/(0.30\times 10^3 + 3.0\times 10^3) + 0.10\times 10^3 \times 1.1\times 10^3/(0.10\times 10^3 + 1.1\times 10^3) + 10\}$$

$$= -6.1\times 10^{-5}\,\text{A} = -61\,\mu\text{A}．負なので，d から b の方向へ流れる．$$

問 6.4 $2(r_1 + r_2) = 3.30\times 10^3$

184　　問　題　解　答　例

式 (6.7) より $r_1 = (2/9)r_2$

ゆえに，$r_1 = 0.30\,\text{k}\Omega$，$r_2 = 1.35\,\text{k}\Omega$

問 6.5　（a）は，平衡がとれない。（b）は，$R = 6.0\,\Omega$ のとき，平衡がとれる。

問 7.1　1)　神経に直接電極を刺入する，またはセンサと皮膚との密着性を高める（ノイズ混入の機会を減らす）

2)　まばたきなどを我慢させる（筋電図の混入を防ぐ）。フィルタを用いて電源周波数の成分を除く（ノイズの原因を除く）

3)　冷却する（熱雑音を減らす）

4)　フィルタを用いたり，トリガーの設定を利用する（目的の信号の性質に合わせる）

5)　周期やタイミングを判定して，数周期分を加算する（ランダムなノイズは加算によってゼロに近づく）

問 7.2　式 (2.3) より，$I_1 = I_m\sqrt{1/2}$

式 (2.2) の半周期の平均値を求めると

$$I_2 = \int_0^{(T/2)} \{(2/T)\{I_m \sin(2\pi t/T)\}\}dt$$

$$= I_m(2/T)[-(T/2\pi)\cos(2\pi t/T)]_0^{(T/2)}$$

$$= I_m(2/T)[-(T/2\pi)\{\cos(\pi) - \cos(0)\}]$$

$$= I_m(2/T)[-(T/2\pi)\{(-1) - 1\}]$$

$$= I_m(2/\pi)$$

$$(I_1)/(I_2) = I_m\sqrt{1/2}/\{I_m(2/\pi)\}$$

$$= \sqrt{1/2}\,(\pi/2)$$

$$= 1.11$$

問 7.3　問 7.2 の解答より，半波整流の平均値は，全波整流の平均値の半分であるから，I_m/π

波形率は，$I_m\sqrt{1/2}/(I_m/\pi) = (\sqrt{1/2})\pi = 2.22$

実際に可動コイルに流れている電流の平均値は，実効値の $1/2.22 = 0.45$ 倍。もとの正弦波交流電流の実効値で目盛られているので，実際に可動コイルに流れている電流の平均値は，0.45 A

問 7.4　$Q = C_a V_a = C_b V_b$，$V_a + V_b = 0.60$ より

$V_a + (C_a/C_b)V_a = 0.60$, $C_a/C_b = 2.0 \times 10^{-6}/4.0 \times 10^{-6} = 1/2$

$V_a = 0.60/(1 + 1/2) = 0.60/(3/2) = 0.60 \times 2/3 = 0.40$

$V_a = 0.40$V, $V_b = 0.20$V

問 7.5 図 7.2 において，r における電流を I_m, R_s における電流を I_s, 測定電流を I とする。

$I_m r = I_s R_s$, $I = I_m + I_s$, $R_s = 0.010\ 0\ r$ より

$I = I_m + I_m r/R_s = I_m + 100\ I_m = 101\ I_m$

測定電流 I の範囲は，I_m の 101 倍になる。

問 7.6 図 7.3 において，r における電圧を V_m, $r + R$ における測定端子間電圧を V, 電流を I とする。

$V_m = Ir$, $V = I(r + R)$ より

$V = V_m(r + R)/r = 20 \times 10^{-3}(20 + 480)/20 = 0.50$

0.50V まで測定できる。

問 7.7 図 A.2 において，材料が伸びると抵抗 P が増加するが，抵抗 Q は増加しない。他方，温度上昇によって材料がすべての方向に伸びるとすると，抵抗 P も抵抗 Q も増加する。式 (6.3) より，P と Q が同じ比率だけ増加しても，ブリッジの平衡はずれない。したがって，温度上昇の分を除いた材料の荷重方向の伸びを検出できる。

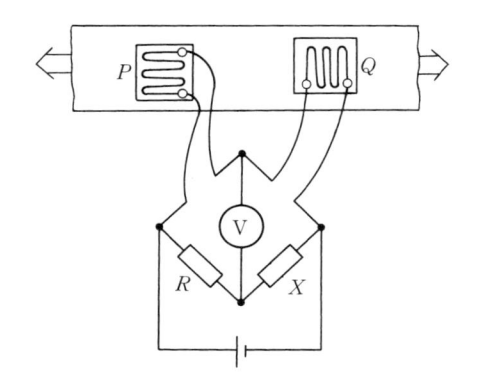

図 A.2

問 7.8 式 (7.8) より，$G_v = 20 \log_{10}(V_2/V_1) = 40$, $V_2/V_1 = 10^2$

図 7.6 (a) では，式 (7.3) より $v_2/v_1 = -R_2/R_1 = -10^2$, $R_1 = 1.0\,\text{k}\Omega$,

$R_2 = 0.10\,\text{M}\Omega$

図 7.6（b）では，式（7.4）より，$v_2/v_1 = (R_2 + R_1)/R_1 = 10^2$，$R_1 = 1.0\,\text{k}\Omega$，$R_2 = 99\,\text{k}\Omega$

問 7.9 式（7.17）より，$\cos\alpha = (5^2 - 3^2 - 3^2)/(2\times3\times3) = 7/18 = 0.39$

式（7.18）より，$\cos\beta = (3^2 + 5^2 - 3^2)/(2\times3\times5) = 25/30 = 0.83$

問 7.10 式（7.19）より，$\cos\alpha = (6^2 - 3^2 - 4^2)/(2\times3\times4) = 11/24 = 0.46$

式（7.20）より，$\cos\beta = (4^2 + 6^2 - 3^2)/(2\times4\times6) = 43/48 = 0.90$

問 8.1 $1.0\,\text{kHz}$ の周期は $1.0\,\text{ms}$。標本化定理（8.3節参照）より，一周期に少なくとも2回，すなわち，$0.5\,\text{ms}$ おきにサンプリングしなければならない。

問 9.1 （円すいの体積）$= \pi(直径)^2 \times (高さ)/12$

なので，「直径の誤差率の2倍」と「高さの誤差率」の和が「円すいの体積の誤差率」となる。ゆえに，直径は高さよりも精度よく，高さの半分の誤差率で測定するのがよい。$0.25\,\%$。

問 9.2 許容誤差は，測定値ではなく，定格値 100mA に対する誤差なので，0.5/100 より許容誤差は $0.5\,\%$。したがって，0.5 級。

問 9.3 図 A.3 参照。V_h は V_v よりも $\pi/2$ だけ遅れている。

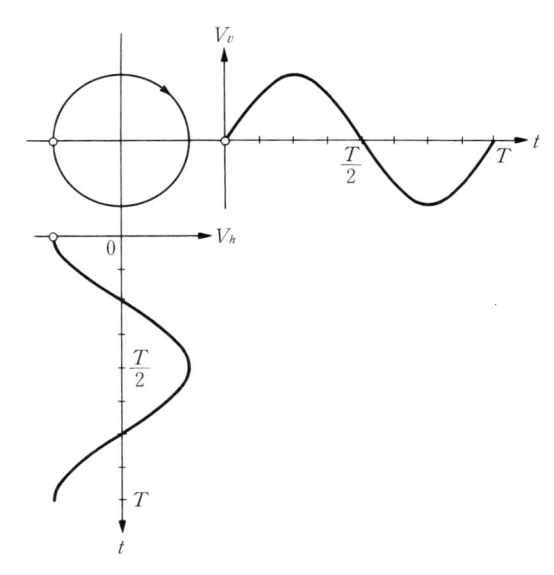

図 A.3

問 9.4　表1.3より，(磁束密度)×(磁界) = [kg s^{-2} A^{-1}][A m^{-1}] = kg m^{-1} s^{-2} = [kg m s^{-2}][m][m^{-3}] = [N][m][m^{-3}] = [J][m^{-3}]

問 10.1　計測の目的に合わせて機能的に中枢と思われる位置に原点を設ける，相対的な位置関係が変化する場合には中立的な位置関係を定める，中枢・末梢などの方向性を利用して座標軸方向を決める，など。

問 10.2　接触点の相手がずれていく場合：並進，回旋。新しい点どうしがつぎつぎに接触していく場合：転がり（図10.3参照）。

問 10.3　式 (2.5) より，周波数 = 伝ぱ速度/波長 = $2.0 \times 10^3/1.0 \times 10^{-3}$ = 2.0×10^6 Hz。標本化定理 (8.3節参照) より，一周期 (波長) に少なくとも2回，すなわち2倍の周波数と考えると，4.0×10^6 Hz = 4.0 MHz

問 10.4　音波の水中での伝ぱ速度を 1.5×10^3 m/s とする (12.1節参照)。式 (2.5) より，波長 = 伝ぱ速度/周波数 = $1.5 \times 10^3/(10 \times 10^6)$ = 1.5×10^{-4} m = 0.15 mm。標本化定理 (8.3節参照) より，波長の2倍を空間分解能と考えると，0.30 mm

問 11.1　ヘマトクリット50%より，1 mm^3 のうちの 0.5×10^{-9} m^3 が，5×10^6 個の赤血球の占有する体積。ゆえに，赤血球1個の体積は，1×10^{-16} m^3

問 11.2　(回転半径) = (遠心力による加速度)/(回転角速度)^2
6×10^4 rpm = $2 \times \pi \times 6 \times 10^4/60$ rad/s。重力加速度を 9.8 m/s^2 として，$20 \times 10^4 \times 9.8/(2 \times \pi \times 6 \times 10^4/60)^2$ = 0.05 m。すなわち，回転半径は5 cmとなる。

問 11.3　血漿の浸透圧は，0.9% NaCl水溶液の浸透圧とほぼ等しい。NaClの1 molの質量は，$23.0 + 35.5 = 58.5$ g mol^{-1} = 5.85×10^{-2} kg mol^{-1}。溶液の密度を1 g cm^{-3} = 1×10^3 kg m^{-3} とする。0.9% NaCl水溶液1 m^3 当りのNaClの質量は，$(1 \times 10^3$ kg m$^{-3}) \times (0.9 \times 10^{-2})$ = 9 kg m^{-3}。水溶液中でNaとClとはイオンとして電離し，個々の粒子として振る舞う。ゆえに，溶質のモル濃度は，$(9$ kg m$^{-3})/(5.85 \times 10^{-2}$ kg mol$^{-1}) \times 2$ = 3.08×10^2 mol m^{-3}。式 (11.1) より血漿の浸透圧は，気体定数を 8.3 Jmol^{-1} K^{-1}，0 °Cを 273.15 K として，$(3.08 \times 10^2$ mol m$^{-3}) \times (8.3$ J mol^{-1} K$^{-1}) \times (273.15 + 37$ K$)$ = 8×10^5 Pa

問 11.4　試料血液1 dl当りで考えると，全ヘモグロビン量は，15 g。赤血球外へ溶

出したヘモグロビン量は，$(1\,\mathrm{dl} \times 50/100) \times 0.030\,\mathrm{g/dl} = 0.015\,\mathrm{g}$。式 (11.7) より溶血率は，$0.015/15 = 0.001$

問 12.1　0.4 m に対応する血液の静水圧は，血液の密度を $10^3\,\mathrm{kg\,m^{-3}}$，重力加速度を $9.8\,\mathrm{m\,s^{-2}}$ とすると，$10^3\,\mathrm{kg\,m^{-3}} \times 0.4\,\mathrm{m} \times 9.8\,\mathrm{m\,s^{-2}} = 4 \times 10^3\,\mathrm{Pa} = 4\,\mathrm{kPa}$。心臓出口において，最大値 16 kPa，最小値 9 kPa とすると，頭部動脈では静水圧分だけ圧力が低くなり，最大値 12 kPa，最小値 5 kPa。実際には，心臓出口から頭部動脈までの血管抵抗分だけ，さらに圧力が低くなる。

問 12.2　流路を途中で切断することによって，その部分の流路内圧が周囲環境の圧力に開放され，もとと異なる圧力となってしまう。また，回路内部の流体が回路外へ流出してしまう。成人の血液循環では，全血液体積は 6 l，心臓から拍出される血流量は毎分 6 l である。したがって 1 分よりもずっと短い時間に測定を完了しないと，もとの流れとは程遠い状況で測定することになってしまう。

問 13.1　式 (4.4)，および図 **A.4** より，C の大きさは

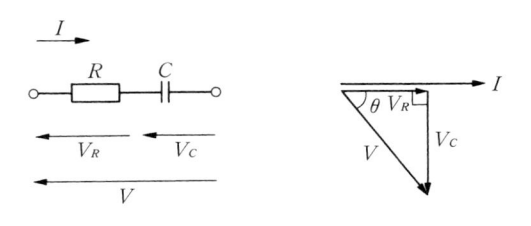

図 **A.4**

$$1/(2\pi f X_C) = I/(2\pi f V_C) = I/(2\pi f V \sin\theta)$$
$$= (0.5 \times 10^{-3})/\{2\pi \times 10^3 \times 0.1 \times \sin(\pi/4)\}$$
$$= 1 \times 10^{-6}\,\mathrm{F} = 1\,\mathrm{\mu F}$$

問 13.2　図 **A.5** 参照。

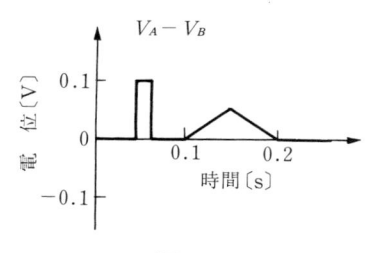

図 A.5

問 14.1　例えば，意識が関与するような入出力関係の計測においては，被験者にできるだけリラックスしてもらう，強く意識したときと比較して意識の影響を評価する，何回も繰り返したり刺激や操作の順序を入れ替えたりして履歴の影響を評価する，など．

問 15.1　例えば，人工の心臓ペースメーカでは，体内に埋め込んだ本体および電極の存在位置，発生している電気パルス，電池の電圧（寿命）を外部から計測しやすくしておく，生体の心臓ペースメーカおよび刺激伝達経路の状況変化（回復）に合わせて本体内の制御プログラムを変更できるようにする，生体の活動状況（運動，組織中酸素濃度）を検出して周波数を変更する，外部からの無関係な信号に反応しないようにする，など．

索　引

【あ】
アーチファクト　16
圧受容器　148
圧　点　166
圧電効果　159
アナログ　93
アレルゲン検査　167

【い】
意　識　162
位　相　11
位相差顕微鏡　122
位相ずれ　41
陰極管　109
インダクタンス　47
インパルス　10
インピーダンス　154

【う】
宇宙医学　31
渦電流　53

【え】
液　晶　113
壊　死　173
遠　位　118
演算増幅器　79
円すい平板形粘度計　136

【お】
横断面　119
凹凸円すい試験機　169
応力緩和　140
応力振幅　143
オキシメータ　134
オージオグラム　165
オシログラフ　109
音　叉　24
音　速　145

【か】
加圧蒸気滅菌器　28
回　外　120
回　旋　119
外　旋　119
外　転　120
回　内　120
外　反　120
核磁気共鳴　129
学　習　172
拡張期　20
角度計　166
角膜計　122
角膜反射　171
画像表示装置　113
活動電位　156
カテーテル　32, 146
可動コイル形　59
可動鉄片形　61
過渡記憶装置　100
ガラス繊維　123
ガラス電極　155
眼圧計　148
感圧紙　36
感覚器　164
観　血　19
間接測定　57
感　度　42

【き】
記憶装置　2
ギガバイト　95
気管支造影法　129
基準値　1
基準点　57
基本単位　3
基本波　14
機密性　100
キメラ　118
逆回転レオスコープ　137
級　104
嗅覚　164
嗅覚検査法　166
急性　171
凝血塊　168
凝集　171
共振　24
胸腺　118
虚脱　123
キロバイト　95
キーワード　100
近位　118
筋電図　158

【く】
偶然誤差　102
クエット流れ　136
屈曲　120
屈折率測定器　133
駆動トルク　59
組立単位　3
グラフ　114
繰返し数　143
クレペリン連続加算テスト　172

索　引

【け】

蛍光顕微測定法	23
計　測	1
系統誤差	102
けた落ち	104
血液凝固時間	168
血管造影法	24, 129
血小板凝集観察装置	171
血　栓	42
ケルビンモデル	140
原子間力顕微鏡	122
検流計	65

【こ】

孔	149
抗凝血剤	42
交　互	110
膠質浸透圧	132
校　正	78
高張液	143
高調波	14
喉頭鏡	142
降　伏	26
降伏点	140
交　流	11
誤　差	101
個　体	8
個体差	8
固有振動	24
転がり	121
コンデンサ	34

【さ】

最確値	102
細　管	137
再分極	156
細胞電気泳動法	155
細胞内電極設置法	42
雑　音	73
座　標	114
座標系	117
サーミスタ	35

サーモグラフィー	19
酸素電極	134
サンプリング周波数	98

【し】

紫外線顕微鏡	27
視　覚	164
視覚誘発電位	159
閾　値	23
磁気共鳴画像	129
磁気遮へい	30
色盲検査鏡	164
刺　激	1, 22
次　元	6
自己加熱	19
矢状面	119
刺鍼法	168
実効値	13
時定数	43
自動血球計数器	131
時分割	110
絞り流量計	149
遮断器	53
周　期	10
周期関数	110
収縮期	20
周波数	11
周波数変調	54
情　報	1
触　針	122
褥　瘡	139
触　覚	164
触覚計	166
自律神経	167
視　力	164
心音計	145
心腔内心音法	146
信　号	1
人工関節	178
人工肝臓	177
人工血液	177
人工血管	177
人工心臓	176

人工腎臓	177
人工膵臓	178
人工の心臓弁	176
人工肺	176
人工皮膚	178
心磁図	159
侵　襲	15
心　臓	118
心臓ペースメーカ	177
シンチグラム	129
伸　展	120
心電図	156
浸透圧計	132
振　幅	11
振幅変調	54

【す】

水晶発振器	24
水平面	119
ストロボスコープ	113

【せ】

正規分布	107
制　御	2
制御トルク	60
生　検	16
正弦波	11
静止画像	113
静止電位	155
生体位	32
生体外	32
生体計測法	9
生体恒常性	172
生体内	32
生体内外接続	32
正中面	119
静電形	61
静電容量	34, 47
制動トルク	60
整　流	74
整流形電流計	74
世　代	172
赤血球数	131

赤血球沈降速度	171	
接　触	38	
接　地	53	
前額面	119	
センサ	1, 33	
全人工心臓	176	
せん断応力	135	
せん断速度	135	

【そ】

造影剤	24, 129
相関係数	115
臓器穿刺	16
増　幅	1
増幅率	79
測滴計	135

【た】

退　縮	169
体性感覚誘発電位	159
脱分極	156
多用途記録計	113
単　位	2
タンクトレッド運動	143
炭酸ガス恒温恒湿槽	30
弾　性	124
弾性係数	140
断　続	110
弾動心拍出量計	151

【ち】

中心静脈圧	148
中　枢	118
超遠沈法	134
超音波	27, 124
聴　覚	164
聴覚誘発電位	159
超伝導量子干渉計	160
聴力計	165
直接測定	58
直線性	104
直　流	11
直流成分	14, 85

直　列	47
直列等価回路	47
チンダル	133

【つ】

ツェナーダイオード	26
ツベルクリン反応	163

【て】

定格値	104
抵抗率	34
ディジタル	93
低張液	143
デシベル	84
テスタ	77
テブナンの定理	66
テーラー展開	103
電圧源	26
電気泳動	154
電気血圧計	148
電　極	39
電子顕微鏡	31
電磁流量計	24, 150
転　送	2
電流源	26
電磁力計形	62

【と】

動画像	113
同　期	73
動静脈間短絡流路法	169
同　定	59
糖負荷試験	172
毒　性	172
度数分布	107
ドップラー効果	27, 151
トーマ・ツァイス計算板	131
トランスデューサ	33
トリガー	10
トレーサビリティー	6
トロンボエラストグラフィー	169

【な】

内視鏡	124
内視鏡検査	123
内　旋	119
内　転	120
内　反	120

【に】

ニュートン流体	136
任　意	73

【ね】

熱電形	61
熱電対	54
熱容量	18
粘弾性	140
粘　度	135

【の】

脳	118
脳　波	158

【は】

バイオセンサ	36
バイオマテリアル	29
バイト	95
バイパス回路	53
ハイブリッド	178
倍率器	77
波形率	74
波　長	14
白金抵抗測温素子	35
発光ダイオード	112
発振器	24
パルスエコー	125
パルスドップラー法	151
半導体	35
半透膜	131

【ひ】

控　え	100
非観血	19

索　引　193

肘関節	120	【へ】		【む】	
ヒストグラム	107	平均値	11, 102	無菌室	30
ひずみ	34	並進	120	無効電力	89
ひずみセンサ	34	並列	47	無侵襲	15
微生物学的定量法	174	並列等価回路	47	無振動盤	30
皮相電力	89	ペースト	41	【め】	
比濁法	133	ヘパリン	42		
ビット	95	ヘマトクリット	130	メガバイト	95
非ニュートン流体	136	ヘモグロビン	37	滅菌	19, 28
比熱	18	変圧器	52	免疫寛容	118
非破壊計測	29	変換	1	免疫蛍光法	23
皮膚電気反射	153	変形性	139	【も】	
ヒューズ	53	弁葉	176		
表示	2	変流器	52	モアレ法	122
標準電池	25	【ほ】		毛細管脈圧計	147
標準偏差	105			【ゆ】	
表皮効果	50	ポアズイユ流れ	137		
標本	73	ホイートストンブリッジ	65	有効電力	88
標本化定理	98	補償	32, 77	誘導リアクタンス	41
標本数	105	補助人工心臓	176	誘導形	62
表面張力	135	補助単位	3	誘発筋電図	24, 158
疲労	172	ポテンショメータ	33	【よ】	
疲労曲線	172	ホトダイオード	35		
【ふ】		ホメオスタシス	141	溶血	142
		【ま】		溶血率	143
ファイバスコープ	124			容量変換器	34
フィードバック	25	マイクロピペット法	138	容量リアクタンス	40
フィルタ	75, 137	マイクロメータ	39	【ら】	
フォークトモデル	140	まちがい	102		
負荷	22	マックスウェルモデル	140	ラプラスの法則	138
負荷心電図	23, 158	末梢	118	ランベルト・ビァーの法則	
負帰還	80	慢性	171		133
副尺	86	【み】		【り】	
浮子	149				
不整脈	158	味覚	164	リアクタンス素子	47
フーリエ級数	13	味覚試験	167	力率	89
プリトリガー	113	密度	124	リサージュの図形	110
フルスケール	104	密度こう配遠心法	134	立体	113
プレチスモグラフ	151	脈圧計	147	利得	84
プレチスモグラム	151	脈流	11	硫酸銅法	133
分解能	14			流量	148
分光光度計	133			履歴現象	102
分流器	76				

履歴現象環線 110	**【れ】**	**【ろ】**
履歴現象損失 110	レオスコープ 137	ロータメータ 149
臨界制動 45	レーザ 28	

【A】	**【E】**	**【M】**
ADP 170	ex vivo 32	M モード 128
AD 変換 94	**【F】**	**【Q】**
AM 54	FM 54	Q 値 47
A モード 126	**【I】**	**【S】**
【B】	in situ 32	SI 3
B モード 126	in vitro 32	SN 比 74
【D】	in vivo 32	**【X】**
DA 変換 95	**【L】**	X 線透視法 124
DNA 8	Landolt の環 164	

―― 著者略歴 ――

1977 年	ベルリン自由大学人工心臓研究所にて研修
1979 年	東京工業大学工学部機械物理工学科卒業
1981 年	東京工業大学大学院理工学研究科修士課程修了
	北里大学医学部助手，専任講師を経て
1994 年	大阪工業大学助教授（電子工学科）
	東京工業大学大学院非常勤講師
	関西医科大学非常勤講師
2001 年	大阪工業大学教授（電子工学科）
2006 年	大阪工業大学教授（生体医工学科）
2007 年	大阪工業大学大学院教授（生体医工学専攻）
2011 年	工学院大学教授
	現在に至る
	医学博士・工学博士

専門分野：生体医工学，人工臓器
著　書：生体機械工学入門（2013 年刊，コロナ社）

生体計測工学入門
Introduction to Biomedical Measurement Engineering

© Shigehiro Hashimoto 2000

2000 年 4 月 7 日　初版第 1 刷発行
2021 年 1 月 20 日　初版第 15 刷発行

検印省略

著　者　　橋　本　成　広
発行者　　株式会社　コロナ社
　　　　　代表者　牛来真也
印刷所　　壮光舎印刷株式会社
製本所　　株式会社　グリーン

112-0011　東京都文京区千石 4-46-10
発行所　株式会社　コ　ロ　ナ　社
CORONA PUBLISHING CO., LTD.
Tokyo Japan
振替 00140-8-14844・電話 (03) 3941-3131 (代)
ホームページ　https://www.coronasha.co.jp

ISBN 978-4-339-00720-6　C3055　Printed in Japan　　　（牛来真）

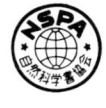

＜出版者著作権管理機構　委託出版物＞
本書の無断複製は著作権法上での例外を除き禁じられています。複製される場合は，そのつど事前に，出版者著作権管理機構（電話 03-5244-5088，FAX 03-5244-5089，e-mail: info@jcopy.or.jp）の許諾を得てください。

本書のコピー，スキャン，デジタル化等の無断複製・転載は著作権法上での例外を除き禁じられています。購入者以外の第三者による本書の電子データ化及び電子書籍化は，いかなる場合も認めていません。
落丁・乱丁はお取替えいたします。

ME教科書シリーズ

(各巻B5判，欠番は品切または未発行です)

■日本生体医工学会編
■編纂委員長　佐藤俊輔
■編纂委員　稲田　紘・金井　寛・神谷　瞭・北畠　顕・楠岡英雄
　　　　　　戸川達男・鳥脇純一郎・野瀬善明・半田康延

	配本順			頁	本体
A-1	(2回)	生体用センサと計測装置	山越・戸川共著	256	4000円
B-2	(4回)	呼吸と代謝	小野功一著	134	2300円
B-3	(10回)	冠循環のバイオメカニクス	梶谷文彦編著	222	3600円
B-4	(11回)	身体運動のバイオメカニクス	石田・廣川・宮崎 阿江・林　共著	218	3400円
B-5	(12回)	心不全のバイオメカニクス	北畠・堀　編著	184	2900円
B-6	(13回)	生体細胞・組織のリモデリングのバイオメカニクス	林・安達・宮崎共著	210	3500円
B-7	(14回)	血液のレオロジーと血流	菅原・前田共著	150	2500円
B-8	(20回)	循環系のバイオメカニクス	神谷　瞭編著	204	3500円
C-3	(18回)	生体リズムとゆらぎ ―モデルが明らかにするもの―	中尾・山本共著	180	3000円
D-1	(6回)	核医学イメージング	楠岡・西村監修 藤林・田口・天野共著	182	2800円
D-2	(8回)	X線イメージング	飯沼・舘野編著	244	3800円
D-3	(9回)	超音波	千原國宏著	174	2700円
D-4	(19回)	画像情報処理（Ⅰ） ―解析・認識編―	鳥脇純一郎編著 長谷川・清水・平野共著	150	2600円
D-5	(22回)	画像情報処理（Ⅱ） ―表示・グラフィックス編―	鳥脇純一郎編著 平野・森　共著	160	3000円
E-1	(1回)	バイオマテリアル	中林・石原・岩崎共著	192	2900円
E-3	(15回)	人工臓器（Ⅱ） ―代謝系人工臓器―	酒井清孝編著	200	3200円
F-2	(21回)	臨床工学(CE)と ME機器・システムの安全	渡辺　敏編著	240	3900円

定価は本体価格+税です。
定価は変更されることがありますのでご了承下さい。

図書目録進呈◆

臨床工学シリーズ

（各巻A5判，欠番は品切または未発行です）

- ■監　　　修　日本生体医工学会
- ■編集委員代表　金井　寛
- ■編　集　委　員　伊藤寛志・太田和夫・小野哲章・斎藤正男・都築正和

配本順			頁	本体
1.(10回)	医学概論（改訂版）	江部　充他著	220	2800円
5.(1回)	応用数学	西村千秋著	238	2700円
6.(14回)	医用工学概論	嶋津秀昭他著	240	3000円
7.(6回)	情報工学	鈴木良次他著	268	3200円
8.(2回)	医用電気工学	金井　寛他著	254	2800円
9.(11回)	改訂 医用電子工学	松尾正之他著	288	3300円
11.(13回)	医用機械工学	馬渕清資著	152	2200円
12.(12回)	医用材料工学	堀内孝・村林俊共著	192	2500円
13.(15回)	生体計測学	金井　寛他著	268	3500円
20.(9回)	電気・電子工学実習	南谷晴之著	180	2400円

ヘルスプロフェッショナルのためのテクニカルサポートシリーズ

（各巻B5判，欠番は未発行です）

- ■編集委員長　星宮　望
- ■編集委員　髙橋　誠・德永恵子

配本順			頁	本体
3.(3回)	在宅療養のQOLとサポートシステム	德永恵子編著	164	2600円
4.(1回)	医用機器 I	田村俊世・山越憲一・村上肇 共著	176	2700円
5.(2回)	医用機器 II	山形仁編著	176	2700円

定価は本体価格+税です。
定価は変更されることがありますのでご了承下さい。

図書目録進呈◆

電気・電子系教科書シリーズ

(各巻A5判)

- ■編集委員長　高橋　寛
- ■幹　　　事　湯田幸八
- ■編集委員　　江間　敏・竹下鉄夫・多田泰芳
- 　　　　　　　中澤達夫・西山明彦

配本順		書名	著者	頁	本体
1.	(16回)	電気基礎	柴田尚志・皆藤新一・田中芳尚 共著	252	3000円
2.	(14回)	電磁気学	多田泰芳・柴田尚志 共著	304	3600円
3.	(21回)	電気回路 I	柴田尚志 著	248	3000円
4.	(3回)	電気回路 II	遠藤勲・吉村昌典・鈴木純恵・福田拓巳・隆和明・高西庸二・西平鎮郎 共編著	208	2600円
5.	(29回)	電気・電子計測工学(改訂版) ―新SI対応―		222	2800円
6.	(8回)	制御工学	下西木堀青俊西幸立 共著	216	2600円
7.	(18回)	ディジタル制御	青西俊幸 共著	202	2500円
8.	(25回)	ロボット工学	白水俊次 著	240	3000円
9.	(1回)	電子工学基礎	中澤達夫・藤原勝幸 共著	174	2200円
10.	(6回)	半導体工学	渡辺英夫 著	160	2000円
11.	(15回)	電気・電子材料	中澤・服部・藤原山田 共著	208	2500円
12.	(13回)	電子回路	押森・須田・土田・若原健英充弘昌二 共著	238	2800円
13.	(2回)	ディジタル回路	伊吉室山博夫純也 共著	240	2800円
14.	(11回)	情報リテラシー入門	若澤賀下進嚴 共著	176	2200円
15.	(19回)	C++プログラミング入門	湯田幸八 著	256	2800円
16.	(22回)	マイクロコンピュータ制御プログラミング入門	柚賀正光千代谷慶 共著	244	3000円
17.	(17回)	計算機システム(改訂版)	春日舘泉雄健治八 共著	240	2800円
18.	(10回)	アルゴリズムとデータ構造	伊原湯田幸前充博勉 共著	252	3000円
19.	(7回)	電気機器工学	新田谷間前江橋邦弘敏勲 共著	222	2700円
20.	(9回)	パワーエレクトロニクス	江間敏・甲斐隆章 共著	202	2500円
21.	(28回)	電力工学(改訂版)	江甲三吉斐木竹成英鉄吉隆章彦機夫 共著	296	3000円
22.	(5回)	情報理論	吉川英機 共著	216	2600円
23.	(26回)	通信工学	下川田豊克稔 共著	198	2500円
24.	(24回)	電波工学	松宮岡部田原桑月植裕正唯孝史久志史夫 共著	238	2800円
25.	(23回)	情報通信システム(改訂版)	南岡桑原原月原裕唯孝史 共著	206	2500円
26.	(20回)	高電圧工学	植松箕充 共著	216	2800円

定価は本体価格+税です。
定価は変更されることがありますのでご了承下さい。

◆図書目録進呈◆